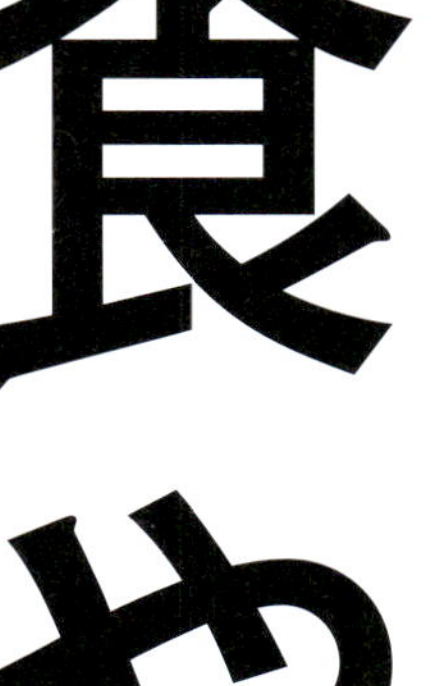

肉食やせ！

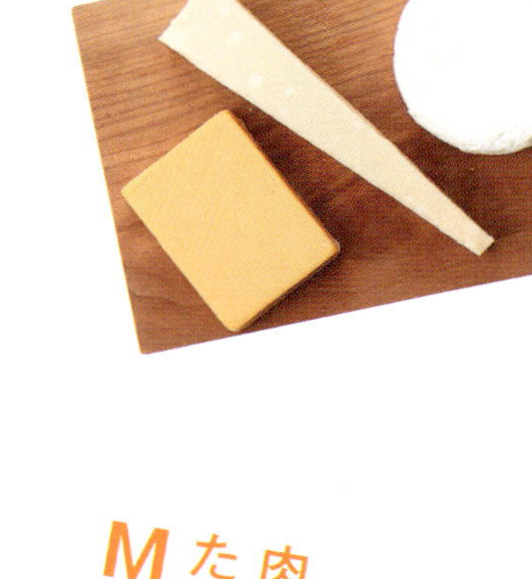

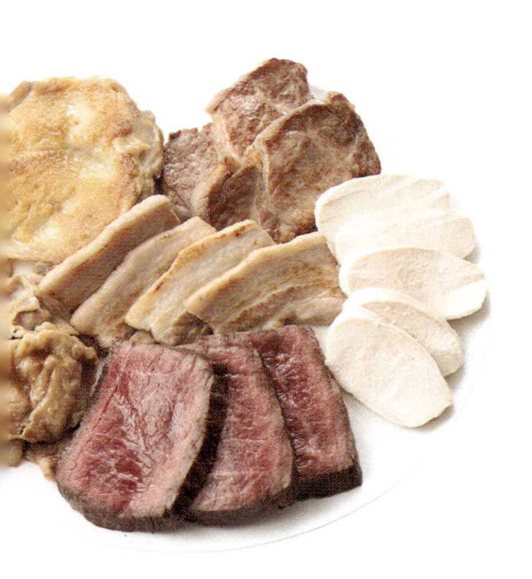

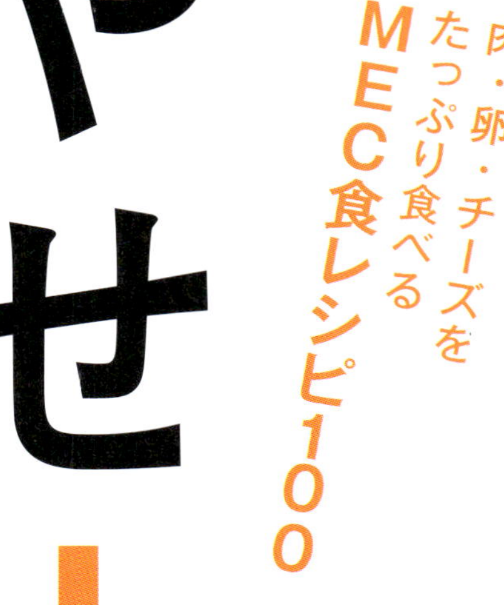

肉・卵・チーズを
たっぷり食べる
MEC食レシピ100

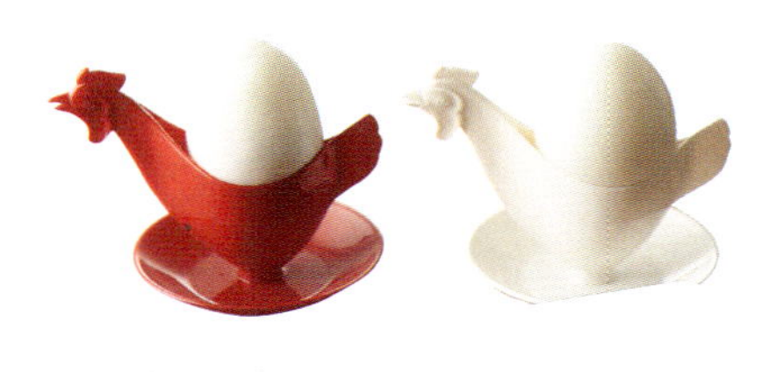

はじめに

やせて健康的な体を手に入れたい！
きれいな理想の自分に近づきたい！
食べる楽しみをあきらめずに体型をキープしたい！
いつまでも若い自分でいたい！
そんな願いをＭＥＣ食は応援します。

「4000人以上が実践し、体調が改善。10～20kgのダイエット効果も！」と、話題のＭＥＣ食。肉（Meat）・卵（Egg）・チーズ（Cheese）の頭文字からＭＥＣと名づけた、高たんぱく・高脂質の食事法です。「お肉を食べたかった！」と喜ぶ方が多く、無理なくやせられたとの声が、おかげさまでたくさん届いています。
何のために食べるのか？
それは、新しい細胞をつくるため、そして体を修復するためです。人の体は主にたんぱく質と脂肪でできています。たんぱく質は筋肉や血液などの、脂肪は細胞を包む細胞膜などの大切な材料になっているのです。
しかし、ヘルシーとされている穀物・野菜中心の食事では、必要な栄養素が足りず、体はガス欠状態で、傷んでしまいます。
必要な栄養素をしっかり確保し、必要でない栄養素はとらない。
これだけで体内から無駄なものが省かれ、ぜい肉はなくなっていきます。そして、ただやせるだけでなく、しっかり筋肉がつくので、病気や不調に強い体質になり、女性は女性らしい、男性は男性らしい美しい体型づくりにもつながります。
体の内側からととのえて、「美と健康」を一緒にめざしましょう！

こくらクリニック院長　渡辺信幸

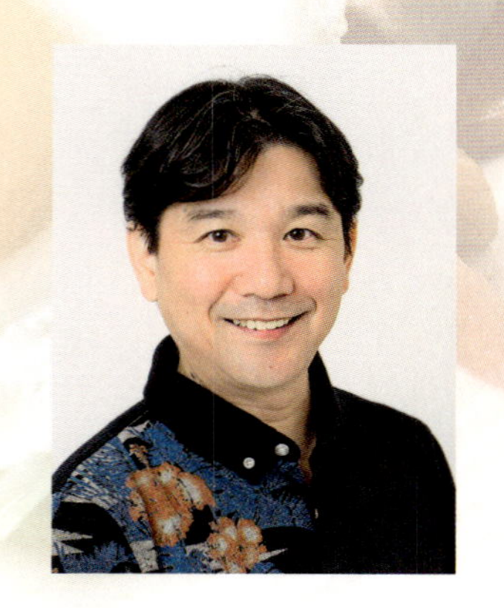

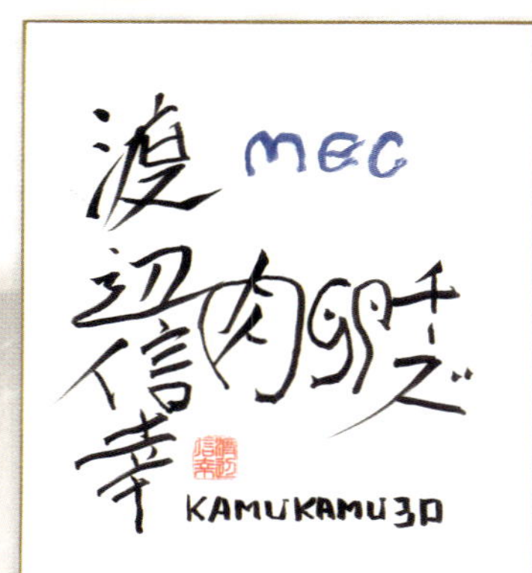

Contents

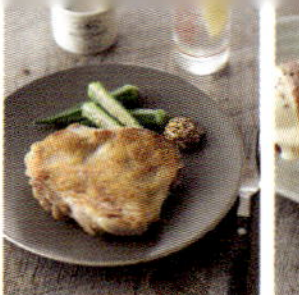
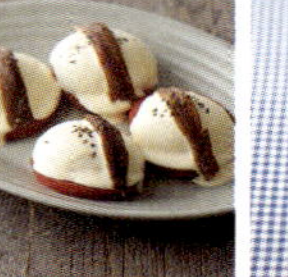
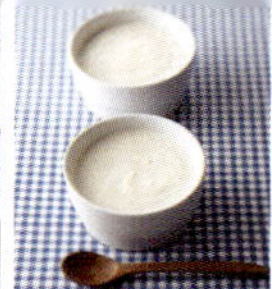

人気急上昇中ＭＥＣ食。「食べてやせる」ダイエットの決定版！

肉・卵・チーズを中心

Meat　Egg　Cheese

お肉をたっぷり、おなかいっぱい食べてやせられる！
肉（Meat）・卵（Egg）・チーズ（Cheese）の３つ
その方法と仕組みを考案者の渡辺信幸先生にわかりや

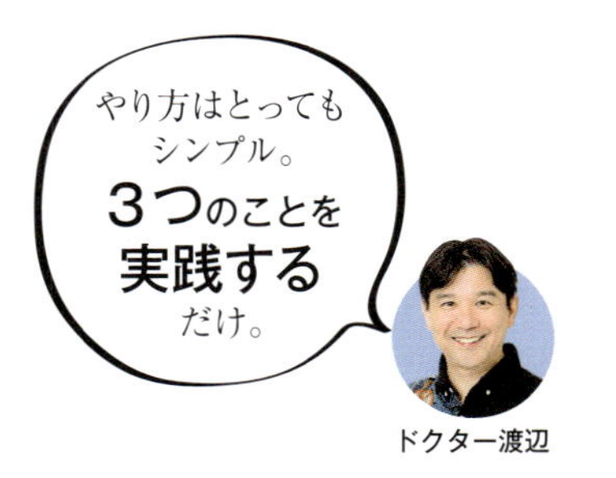

ドクター渡辺

メソッド 1

食事の中心を、肉・卵・チーズにする

１日の目安の量は、肉200ｇ・卵３個・チーズ120ｇ。これがベースの量になり、１日に必要な栄養素（日本人の食事摂取基準）をほぼ摂取することができます。食べられる人はこれ以上食べてもＯＫ。肉・卵・チーズならいくら食べても太る原因となる**糖質はほぼゼロ**。野菜は、肉料理の彩り、つけ合わせと考えて葉もの野菜中心で。

肉200ｇ

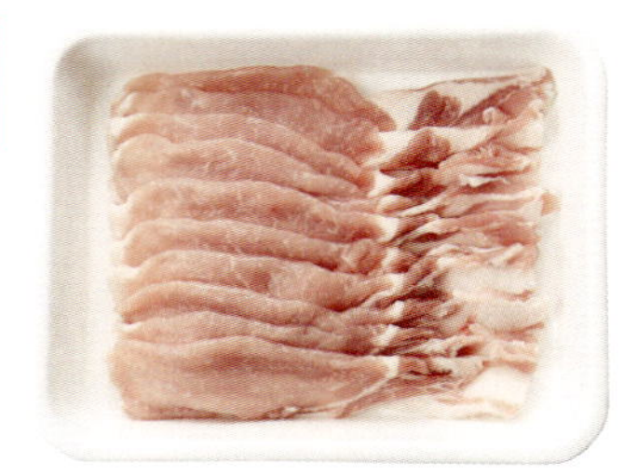

肉の種類は問いません。豚肉、鶏肉、牛肉、ラム肉など好みのもので、部位も好きなところでＯＫです。肉200ｇ＝豚薄切り肉なら約９枚です。

卵３個

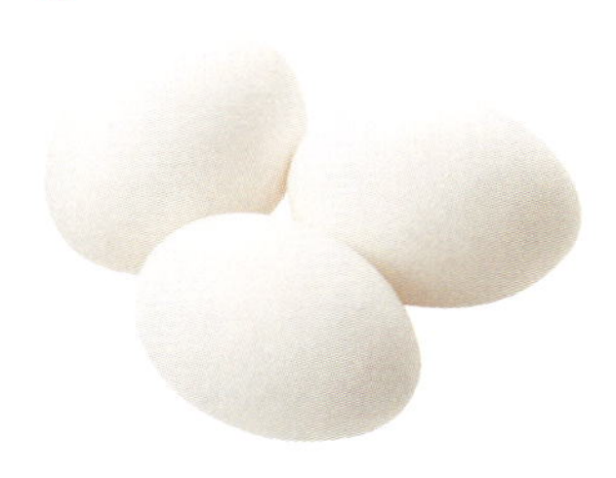

卵は値段も安く、アミノ酸バランスのいい動物性たんぱく質のほか、人体に必要な栄養素が、ビタミンＣ以外すべて含まれている完全食品です。

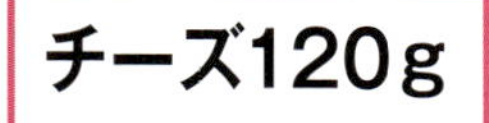

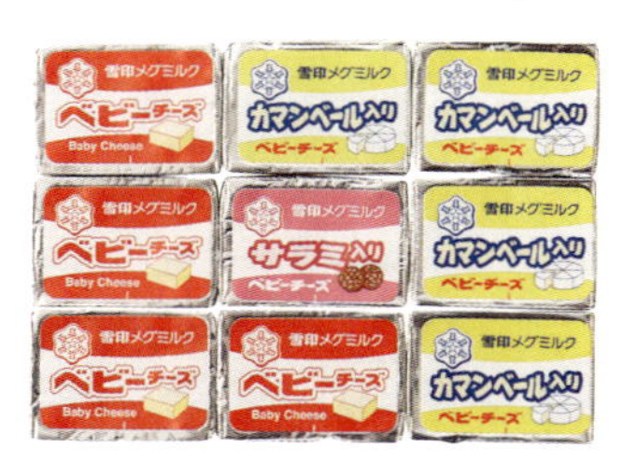

チーズの栄養は牛乳の約10倍、カルシウムが豊富です。チーズ120ｇはベビーチーズなら８－10個、6Ｐチーズなら１箱。そのまま食べられて手軽。

成功
体験談は
10Pへ

にした食事で
健康で美しい体に！

たった1年で
10kg以上減量に
成功する人が
続出中！

と話題の「ＭＥＣ食」。
が食事の中心です。
すく教えていただきました。

メソッド 2

一口30回！よくかんで食べる

小さく切って、口に入れたら30回かみましょう。**形がなくなり、液状になったら飲み込むくらいの気持ちで**。肉などは比較的かみやすいですが、どんなやわらかいものでも必ずしっかりかむことが大切。かむことで唾液が大量に出て、それが脳の満腹中枢を刺激して、少量の食事で満足感を得られるようになります。

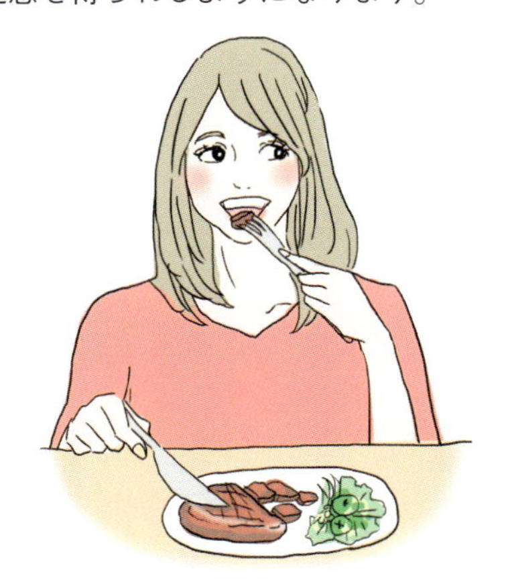

MEC式やせる食べ方解説はp9へ

メソッド

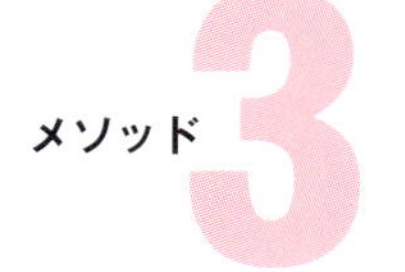

メソッド①、②をクリアして、まだどうしてもおなかがすいているようなら、量を増やしてもいい

MEC食に禁止や制限はありません。ストレスがかかる食事は長続きしないのです。まずは**肉・卵・チーズをよくかんで食べましょう**。そのあとおなかがすいている場合は肉・卵・チーズの量を増やしてもかまいません。MEC食を続けていると、無理することなく、**ごはんやパンなどの炭水化物の量が自然と減っていきます**。

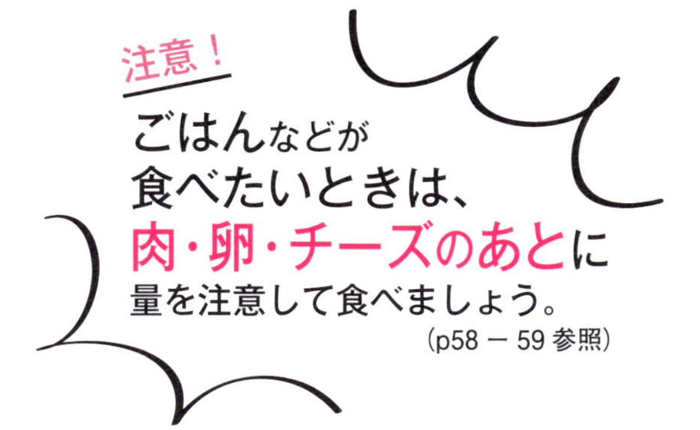

太る・やせるに
カロリーは関係ありません

カロリー神話は
もう忘れて
ください
ドクター渡辺

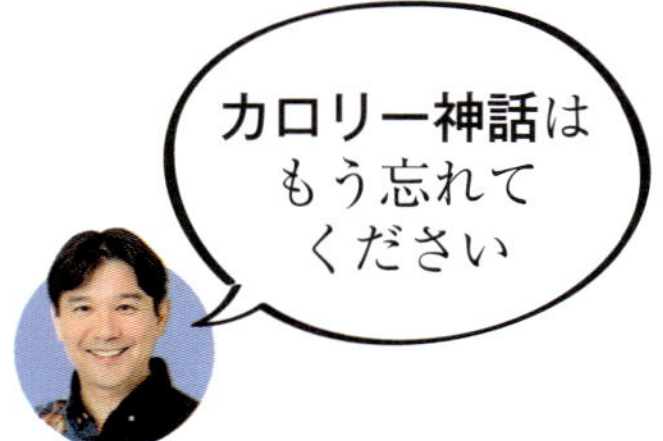

そもそもカロリーとは、「1 mℓの水の温度を1℃上げるのに必要な熱量が1 cal」と定義する物理学的な数値。それを、「人が食物を食べたときに得られる熱量や、運動や基礎代謝で消費するエネルギーと同じ」としたひとつの基準です。しかし、**2015年の日本人の食事摂取基準から、エネルギーの摂取＆消費のバランスは**、カロリーにかわり、**BMI（体格を表す数値）が採用**されることになりました。

＊BMI＝体重（kg）÷身長（m）^{2}

太る原因は、ごはん、めんなど炭水化物（糖質）中心の食生活

恐怖の太るサイクル

1 ごはん、パン、めんなど炭水化物（糖質）を食べる

2 糖質がまず優先的にエネルギーとして燃焼

栄養からエネルギーを作るシステムは実は3つあり、糖質、たんぱく質、脂質。糖質をとると、優先的に糖質から燃焼を始める。

3 体脂肪の燃焼はあと回しになる

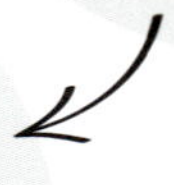

燃焼する糖がなくなって初めて、体脂肪がエネルギーとして使われるので、糖質中心の食生活を続けていると、いつまでたっても体脂肪は燃焼しない。

4 おまけにホルモンの働きで、糖は体脂肪として体にため込まれる

血液中の糖の量はホルモンによって調節されている。血液中の糖の濃度（血糖値）が上がると、膵臓から「インスリン」というホルモンが分泌される。インスリンは、必要な分だけをエネルギーにし、残りは体に体脂肪としてため込む働きをする。インスリンは別名「肥満ホルモン」とも呼ばれる。

5 太る

インスリンの働きで低血糖になり、さらにおなかがすく

肉・卵・チーズで 1日に必要な栄養はほぼ、とれる。しかも、糖質はほぼ、ゼロ！

下の表は、主な食品の栄養成分と主な栄養素の必要量を表したものです。肉類・卵・チーズにはビタミンCを除く栄養素がまんべんなく含まれています。MEC＋糖質の少ない葉もの野菜でビタミンCを補給すれば、最も効率よく体に栄養素がとれます。

食品の栄養素含有量　※参考：日本人の食事摂取基準（2015年版）

食品100g（目安量）	糖質 g	たんぱく質 g	脂質 g	ビタミンA μg	ビタミンB$_{12}$ μg	ビタミンC mg	ビタミンD μg	ビタミンE mg	ビタミンK μg	カルシウム mg	鉄 mg
角砂糖（30個）	100	0	0	0	0	0	0	0	0	0	0
米飯（茶碗⅔杯）	36.8	2.5	0.3	0	0	0	0	0	0	3	0.1
玄米飯（茶碗⅔杯）	34.4	2.8	1	0	0	0	0	0.5	0	7	0.6
食パン（1½枚）	44.4	9.3	4.4	0	0	0	0	0.5	0	29	0.6
トマト（½個）	3.7	0.7	0.1	45	0	15	0	0.9	4	7	0.2
ほうれん草（½袋）	0.3	2.2	0.4	350	0	35	0	2.1	270	49	2
りんご（½個）	13.1	0.2	0.1	2	0	4	0	0.2	0	3	0
バナナ（1本）	21.5	1.1	0.2	5	0	16	0	0.5	0	6	0.3
豚肉	0.2	19.3	19.2	6	0.3	1	0.1	0.3	3	4	0.3
牛肉	0.1	17.9	17.4	10	1.8	1	0.4	0.7	5	4	1.2
鶏肉	0	16.2	14	39	0.4	3	0.1	0.2	53	5	0.4
卵（2個）	0.3	12.3	10.3	150	0.9	0	1.8	1	13	51	1.8
チーズ	1.3	22.7	26	260	3.2	0	0	1.1	2	630	0.3
主な栄養素の1日の必要量		50		600	2	85	5.5	6.5	150	600	6

栄養素の主な働きは、たんぱく質→筋肉、血管などを作る。ビタミンA→皮膚粘膜を正常に保つ。ビタミンB$_{12}$→赤血球の生成。ビタミンC→コラーゲンの生成、ストレス予防。ビタミンD→骨や歯の形成。ビタミンE→抗酸化作用で老化防止、血流改善。ビタミンK→骨粗しょう症予防。カルシウム→骨や歯の形成。鉄→赤血球の材料となる。

食品に含まれる糖質を、角砂糖の糖質に換算してみると…

＊角砂糖1個＝3.3ｇで計算

米飯茶碗１杯（150ｇ）で、　角砂糖 約17個分

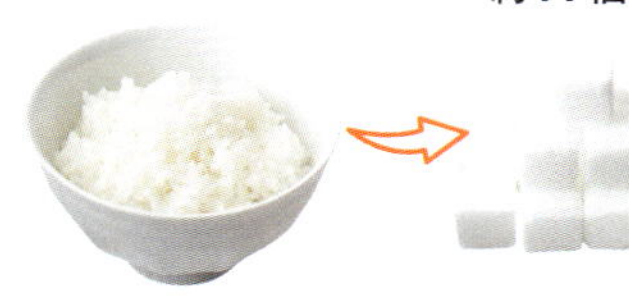

食パン（6枚切り）1枚　で、　角砂糖 約9個分

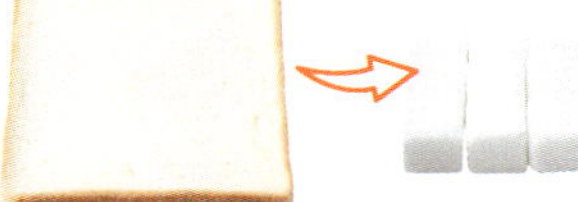

トマト1個（180ｇ）で、　角砂糖 約２個

豚肉100ｇ　で、　角砂糖 0個

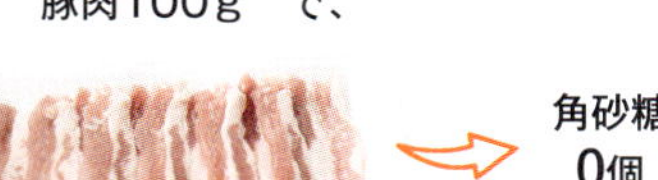

卵1個で、　角砂糖 0個

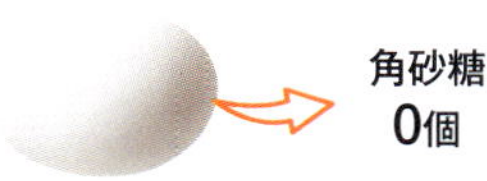

プロセスチーズ 100ｇで、　角砂糖 約0.4個

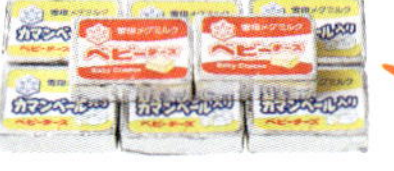

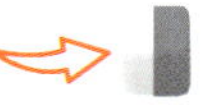

糖質の多い食品チェックは　p58へ

肉・卵・チーズならいつでも食べてOK。だから、空腹とはサヨナラです

MEC食はおなかがすいたと感じたら、いつでも食べてかまいません。逆におなかがすいていないのなら、無理して食べる必要はなし。自分の体と相談して食べることができます。

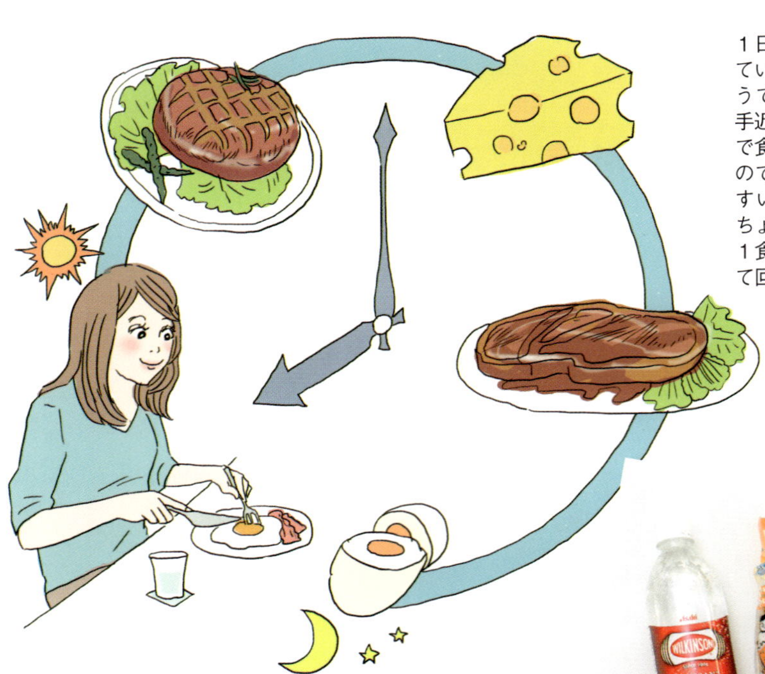

1日3食という習慣にとらわれなくていいです。間食もおおいにけっこうです！　おなかがすきすぎると、手近なパンやおにぎりなど炭水化物で食事をすませてしまう傾向があるので、1日1食などの人は、小腹がすいたらチーズやゆで卵をちょこちょこつまむといいでしょう。また、1食分を2回に分けるなど、分食して回数を増やしてもかまいません。

渡辺先生が食べているものの一部。（左）炭酸水を愛飲。（真ん中）とり皮は、昼食や間食にパリパリ。脂もとれる皮はおすすめ。（右）コンビーフは小腹がすいたときに。（下）ニューコンミートは1パックで満腹に。

ドクター渡辺のある日の食事

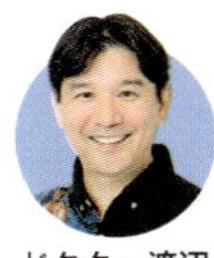

ドクター渡辺

朝食	なし
間食	8時半・診察開始前にバターを1切れ　炭酸水 午前・診察の合間に、小さく切ったチーズをちょこちょこつまむ
昼食	13時半くらい・昼食に、ゆで卵3個 午後・診察の合間に、おなかがすいたらチーズをつまむ
夕食	20時くらい・この日は、病院のスタッフと居酒屋で飲み会 （ハイボール、泡盛の炭酸割り、ステーキ、甘くない卵焼き、ゴーヤチャンプルー、焼き鳥など）

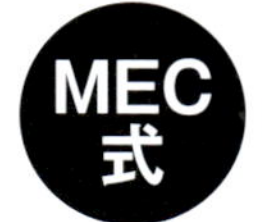

MEC式 やせる食べ方をおぼえましょう!

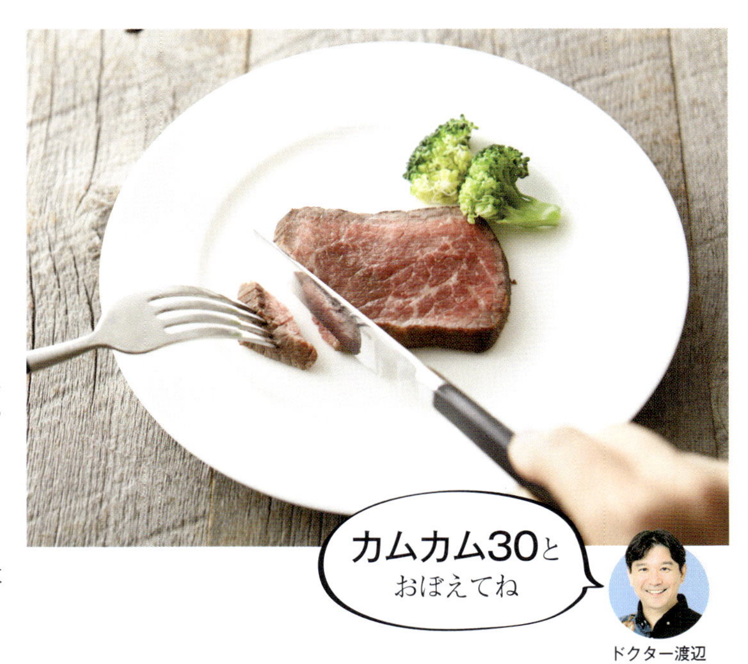

ドクター渡辺

1 一口は小さく

目安は、クロレッツなど「一口サイズのガム」の大きさ。肉料理はナイフとフォークを使うといいでしょう。

2 口に入れたら、箸やフォークはテーブルに置く

箸やフォークを持ったままだと、かみ終わる前に、ついつい次に手がのびてしまいます。

3 30回、よくかむ

カレンダーを1～30日まで数える、「ありがとう」を6回とおぼえる。数え方を工夫すると楽しくかめます。

ドクター渡辺のまとめ

肉・卵・チーズを食事の中心にし、**一口30回よくかんで**、
おなかいっぱい食べましょう。
動物性たんぱく質と脂質をしっかりとることで、
体は必要な栄養素をしっかり確保できます。体に栄養が満たされれば、
もっと食べたいという過剰な食欲は自然とおさまってきます。
無理に我慢や制限をすると、ストレスがかかり、長続きしません。
もしごはんやパンなどを食べたくなったら、
肉・卵・チーズを食べたあとで、
それでもおなかがすいていたらと考えましょう。
炭水化物への過剰な欲求も自然と減っていきます。

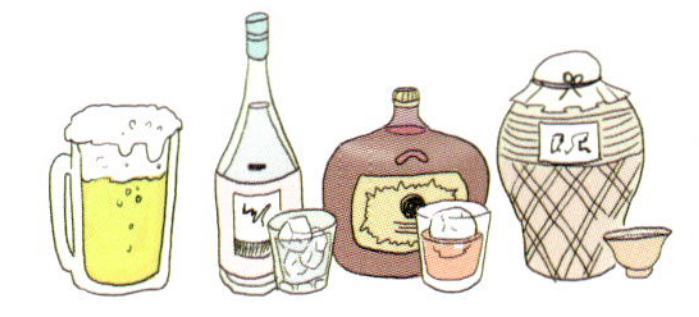

飲酒もＯＫです。糖質オフのビール、焼酎やウイスキー、泡盛などの蒸留酒なら好きなだけ飲んでＯＫです。ただし飲みすぎには注意を‼

話題の肉食系
ダイエット
「MEC食」

肉・卵・チーズはおなかいっぱい食べてOK
1年で、-10kg、-20kgは当たり前！

ＭＥＣ食実践者の方々の成功体験談！　やせた、健康になった、きれいになったコツや

＊感想や実感はあくまでも個人の感想です。

CASE 1

50代男性　Ｙ・Ｕさん
ＭＥＣ歴５年
身長　171cm

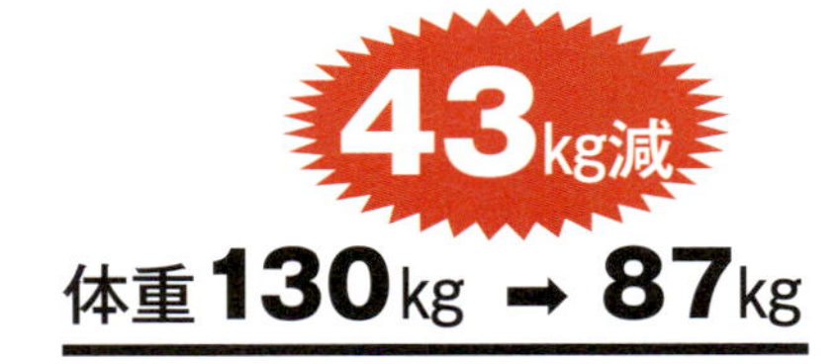

健康データ
●空腹時血糖値（mg）
115 → 70
●血圧（mmHg）
上200下120 → 上130下70

ストレスは一切なし！ ＭＥＣなら一生取り組める。やせて健康になるダイエットに出会えました

以前はトライアスロンが趣味で10年以上続けていましたが、故障をしてやめてしまい、そのとたんに太りだしました。そのころの食生活はラーメンライス的な炭水化物中心。さまざまなダイエットを試しましたが、ことごとく失敗。たんぱく質15：脂質25：炭水化物60バランスのカロリー制限では逆に太ってしまい、ストレスは募るばかり。

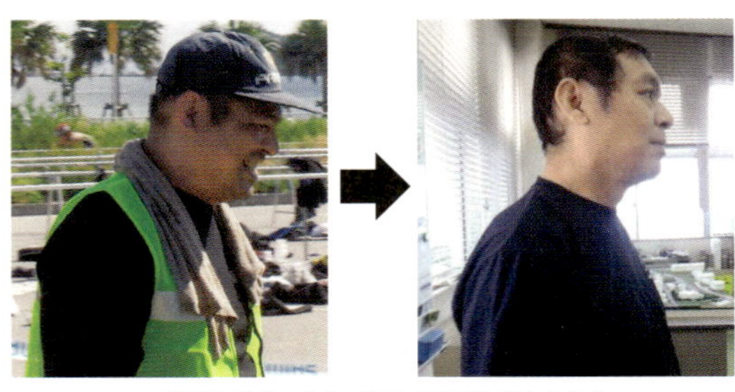

首回りがすっきり、顔も2回りほど小さくなりました。肌のツヤがよくなって、印象もぐっと若返ったと言われます。

年をとればいつか動けなくなる。運動ではなく、食生活でできるダイエットや健康づくりを

体が以前のように動かなくなったとき、「運動はいつかできなくなるときがくる。食生活で自分の健康を管理しなければ」と気づかされました。渡辺先生の著書をきっかけにＭＥＣ食を始めました。**ＭＥＣ食は肉・卵・チーズを食べましょうというポジティブ思考**なので、糖質制限とベースは同じでもとり入れやすく、気持ちもラク。開始から１年５カ月で130kgから87kgまで体重が落ち、現在は87～88kgをキープしています。ＭＥＣ食は体に必要な栄養素をしっかりとり入れるということを健康のスタートラインとしていると思います。**ヘルシーという言葉に振り回されず、本当に体が求めている食事って何なのか**と、自分の体と正直に向き合えるようになりました。

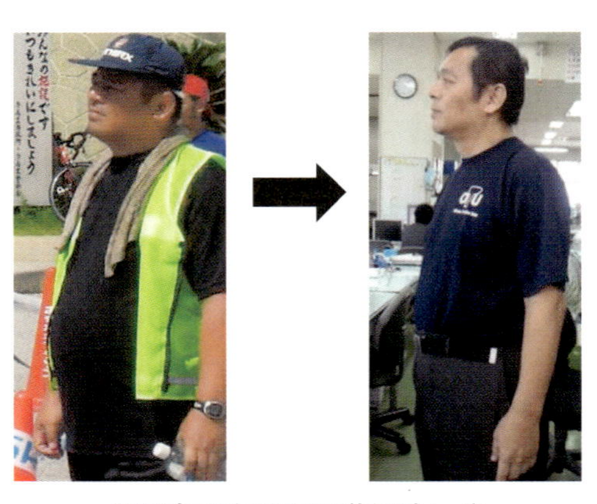

ＭＥＣ食はおなかまわりに効きます！　出っぱっていたおなかが見事になくなり、ウエストサイズは大幅にダウン。

●Ｙ・Ｕさんのある日のＭＥＣ食●

朝	コーヒー
昼	おなかがすいたときのみ、ゆで卵１～２個
間食	チーズ
夕	泡盛、鶏もも肉のソテー（つけ合わせレタス） もやしとキャベツの炒めもの、刺し身

減量に成功する人たち続出中!!

アドバイスをご紹介します。次は、あなたの番です！

CASE 2

60代男性　T・Hさん
MEC歴4年
身長　173cm

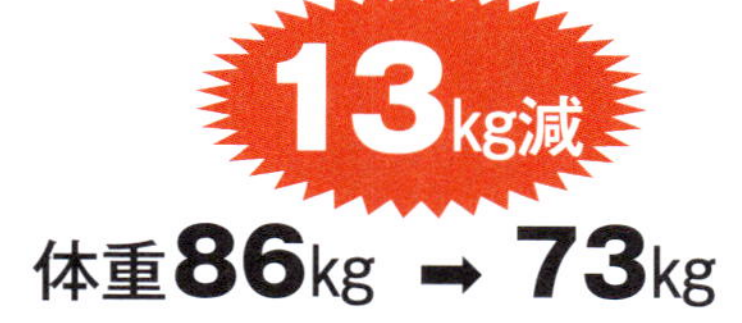

健康データ
●食後血糖値（mg）
500 → 160
●血圧（mmHg）
上220下160 → 上120下70

重度の糖尿病を見事に克服！
薬を卒業することができました

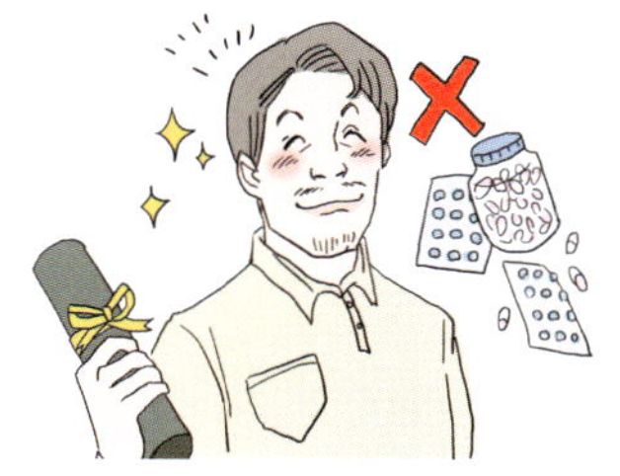

糖尿病を患い、薬と玄米・野菜中心の食生活でコントロールを試みたものの、いっこうによくならず、ついには食後血糖値がなんと500に！　どうしてもインスリン注射がいやで、渡辺先生の診察を受け、MEC食を始めました。
開始3日で実は低血糖を起こしました。そこで、薬を減らしつつ、MEC食を続けた結果、半年で体重が激減、食後血糖値も160ほどまで下がりました。さらにしっかり筋肉がつき、30回よくかむことも手伝って、**運動をしていないにもかかわらず、胸筋が鍛えたようにたくましく**なったのにはちょっとびっくり！　**今では血糖値も正常値**になり、夫婦でMEC食を楽しく続けています。

●T・Hさんのある日のMEC食●

朝	ベーコンエッグ（卵3個）、ステーキ
昼	なし　間食　6Pチーズ
夕	この日は奥様と居酒屋へ。お酒と一緒に、いろいろつまむ（ハイボール、いも焼酎、ゴーヤチャンプルー、焼き鳥、ホッケの塩焼き、から揚げ、もやし炒め）

CASE 3

50代女性　E・Kさん
MEC歴5年
身長　152cm

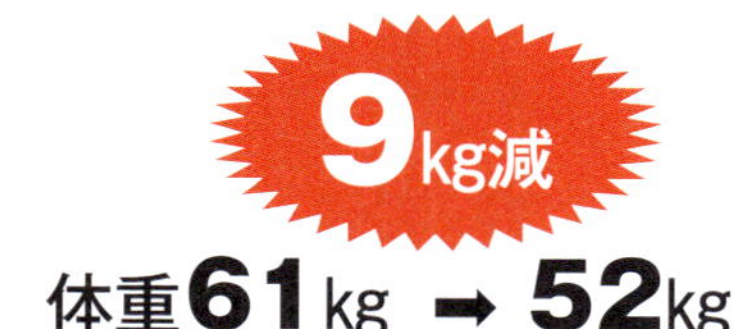

きめの細かい、ハリのある肌に。
バストもヒップもアップして、
10才若く見られます

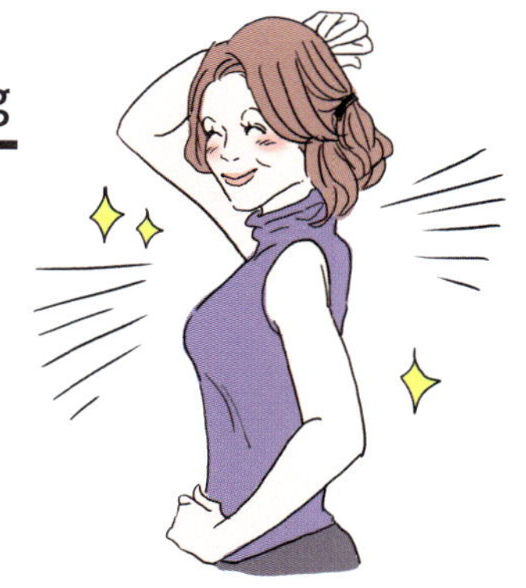

エステ関係のサロンを営んでおり、接客業のため食事の時間が不規則です。でも、**MEC食は3食きちんと食べなくていい**ので、私のライフスタイルに合っています。昼間はゆで卵やチーズ、アンダカシー（豚皮チップス）をつまみ、夜にしっかりお肉を食べる生活ですが、開始後7カ月で9kg減。やせたことはもちろんうれしいですが、いちばん実感しているのは、**肌にハリとツヤ**が出たこと。たんぱく質と脂肪をしっかりとるから、肌に弾力が出て乾燥知らずに。バストやヒップもきゅっと引き締まって、**年齢よりかなり若く見られる**ことが多くなりました。

●E・Kさんのある日のMEC食●

朝	ゆで卵、チーズ
昼	接客業で不規則なために、おなかがすいたらゆで卵、チーズ、アンダカシーをつまむ
夕	ステーキ&つけ合わせ野菜

CASE 4

40代女性　Y・Fさん
MEC歴2年
身長　153㎝

17kg減

体重65kg ➡ 48kg

MEC食で、やせただけでなく とにかく疲れにくくなりました。そして、気持ちまでもおだやかに

MECの食生活になってから、**体力と持久力がついて、疲れにくくなりました。**以前は勤務時間が終わるとぐったりということも多かったので、いかに必要な栄養がとれていなかったのか、体は正直だと実感しています。肉・卵・チーズで栄養をしっかり補給、体の状態が安定すると、心にも余裕ができます。**気持ちがおだやかになった**ように感じます。お昼はゆで卵です。湯沸かしポットに卵と水を入れてスイッチオン。沸騰したらそのまま冷めるまでおくと、ちょうどいいかたゆで卵ができるので、職場でも作ります。豚肉や鶏皮は安いのでよくまとめ買いしてボイルして冷凍したり、鶏胸肉に塩をしてゆで鶏にしたり。作りおきを作ったりと、MEC料理を自分なりにいろいろ楽しんでいます。

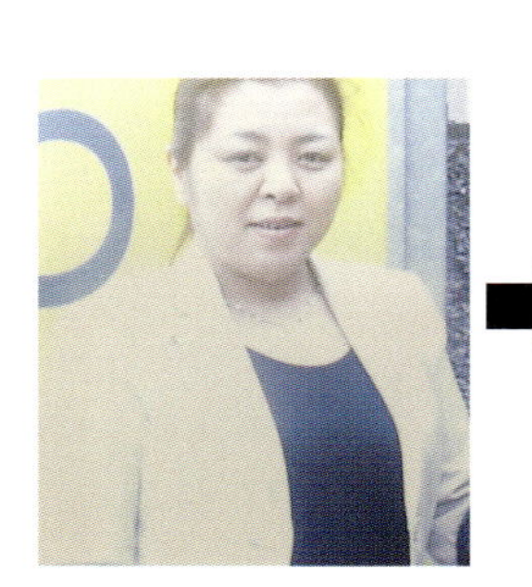

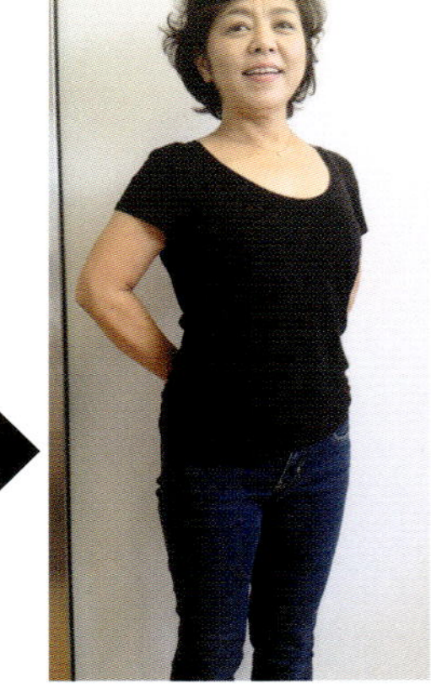

全体的にスリムになりましたが、特にウエストがきゅっとくびれて、すっきり。やせてもバストサイズはそのまま。肌にもハリが出て、はつらつとしたイメージに。

●Y・Fさんのある日のMEC食●

朝	なし
昼	ゆで卵3個
間食	小腹がすいたらチーズをつまむ
夕	この日は職場の飲み会（ハイボール、馬刺し、ステーキ、ゴーヤチャンプルー、卵焼き、青菜の炒めものなど）

CASE 5

40代男性　N・Kさん
MEC歴4年
身長　168㎝

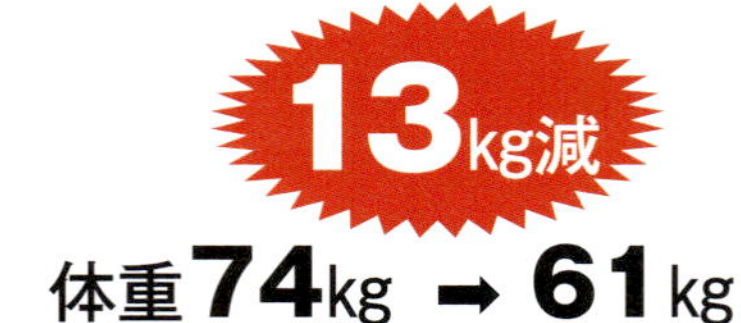

健康データ
●血圧の薬など４種類
→ 薬なしに

MEC食には制限がないので、ストレスなく、炭水化物を自然に減らすことができました

私は白いごはんが大好きでしたので、MEC食を始めても、なかなかすぱっとごはんをやめることができませんでした。渡辺先生より、「**無理に禁止したり制限したりせずに、肉・卵・チーズを食べることを優先**して」とアドバイスをいただき、**少しずつ少しずつ自然とごはんの量が減って**、気がついたら２年半後には、13kgの減量に成功。今ではごはんも必要なくなりました。

私のやり方は、**肉や卵の料理を手前に、ごはんを奥に**置きます。まずおかずを先にゆっくりと食べて、そのうえでごはんを食べられる分だけという感じです。この方法でストレスなく自然に炭水化物の量を減らせます。わが家は４人家族ですが、娘もMEC食を実践中。MECはほかのダイエット法より自由度が高いので、おかずは共通でごはんの量で調整すれば、家族に負担もかかりません。

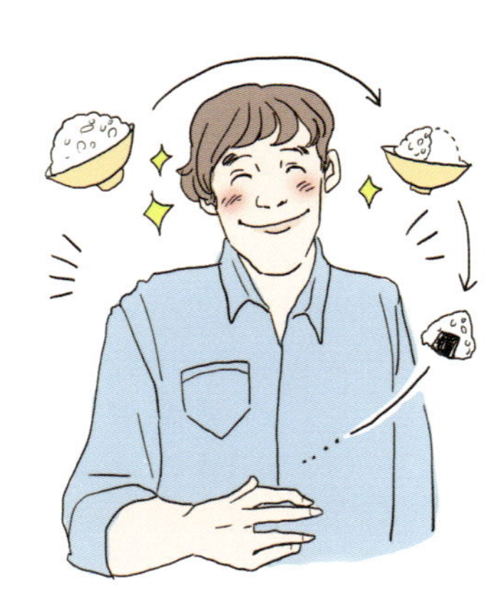

●N・Kさんのある日のMEC食●

朝	冷たいお茶
出勤後	コーヒー
昼	鶏のから揚げ（スーパーで購入）、チーズをつまむ
夕	チーズ入りオムレツ、肉料理&つけ合わせ野菜

CASE 6

50代男性　Z・Iさん
MEC歴3年半
身長　167㎝

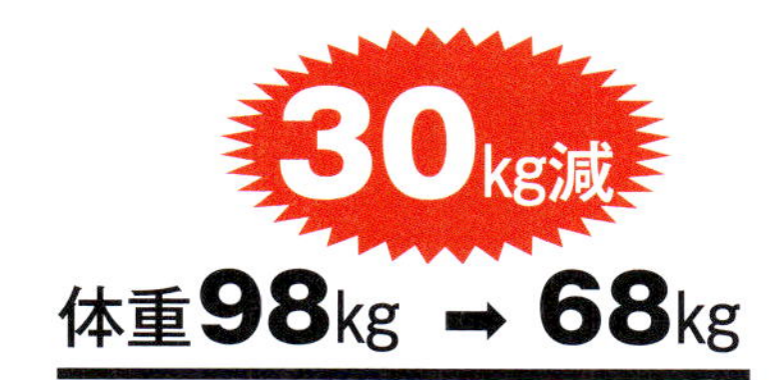

体重98kg ➡ 68kg

健康データ
●空腹時血糖値（㎎）150
→ 正常値（110以下）

ひざの痛みが消えて、杖なしで歩けるように。いびき、体臭もなくなった

数年前に大動脈解離で倒れました。そのときの体重は100kg。退院後にダイエットを決意し、さまざまな方法を試しましたが、一度は体重が落ちるものの、３カ月後にはリバウンド。それを何度となく繰り返し、もう無理とあきらめかけたとき、友人から紹介されて渡辺先生の診察を受け、MEC食を開始。「肉を食べてやせるなんてありえない」と半信半疑でしたが、１カ月で10kg体重が落ちてびっくり！　10カ月後には30kgの減量に成功。睡眠時無呼吸症候群も解消されたので、**いびきもなくなり、体臭も改善。**以前は杖をついて歩いていたのですが、**ひざの痛みが消え**て杖なしで歩けるように。ひざが悪いと思っていたのですが、太りすぎが原因だったと気がつきました。**太っているときは太る原因がわかりません。**ごはんと野菜を食べていればやせると思っていました。**MEC食を通してヘルシーな食事のあり方を学びました。**

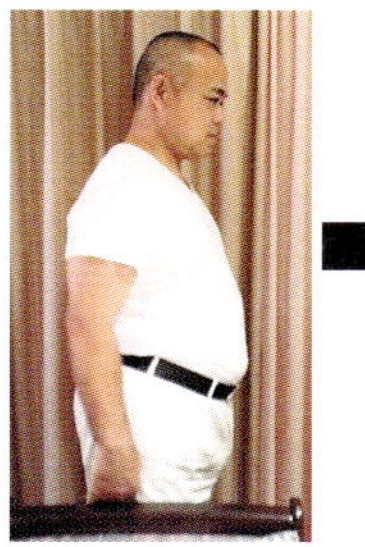
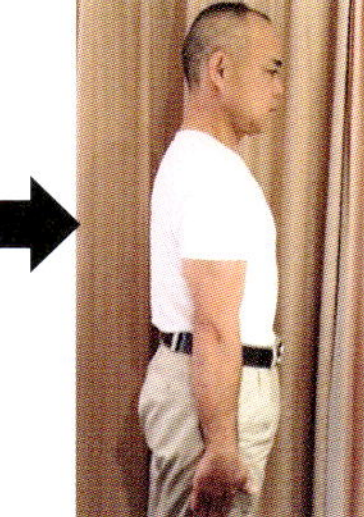

MEC食で激的に大幅減量に成功！　特におなかまわりや腰まわりに効果が高く、洋服は３サイズ以上ダウン。現在も体重、体型ともにキープ中。

●Z・Iさんのある日のMEC食●

朝	ゆで卵２個、チーズ３個
昼	肉（約300ｇ）を焼いたり、煮たり、フライにしたり、緑黄色野菜の炒めもの
夕～夜食	小腹がすいているときのみ。ベーコンエッグやポーク缶詰を切ってつまむ。または、沖縄のとうふを100ｇほど食べる

CASE 7

40代男性　K・Yさん
MEC歴3年
身長　174㎝

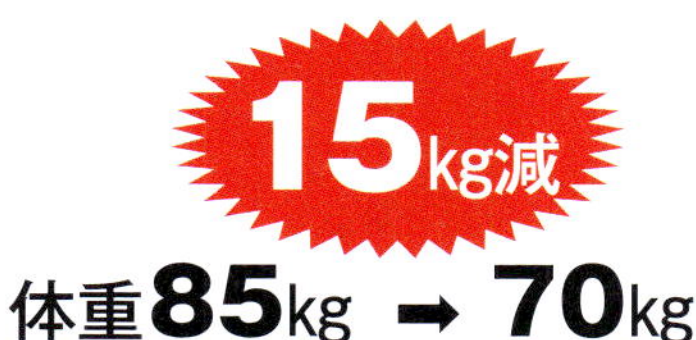

体重85kg ➡ 70kg

疲れにくくなり、朝の目覚めがすっきり！体があたたまるので、冷え性の方にもおすすめです

エステ経営をしていますので、内側から美しくなる、健康になることに強い関心を持っています。MEC食のことはクリニックで指導していただきました。食生活を切り替えて約1年後には15kgの減量に成功。やせたことは何よりですが、そのほかにさまざまな体調の変化を実感しています。まずは、疲れにくくなったこと。目覚めもよくすっきり起きられるようになりました。次に、肌が丈夫になったこと。以前は、金属アレルギーでかぶれやすく、アトピーのような肌質でしたが、それがなくなりました。そして、しっかりたんぱく質をとったことで筋肉量も増え、基礎代謝に変化もあらわれ、冷えが解消されました。MEC食は食べるものが具体的なので、わかりやすく、だれでもすぐに始められ、継続できるのがいいところです。

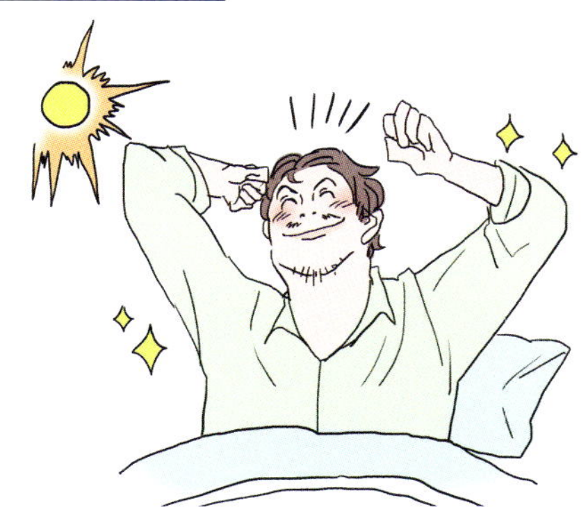

●K・Yさんのある日のMEC食●

朝	なし
昼	目玉焼き、ゆで卵、焼き肉などの肉料理
間食	チーズをつまむ
夕食	ソーキ汁、てびち汁など骨つき肉の入った沖縄の汁もの料理

毎日おいしく続ける、
フライパンひとつで手軽にできる

食べてやせる肉メニュー10

渡辺先生太鼓判!!

ＭＥＣ食の基本、肉をしっかり食べる、おいしく食べるメニューを厳選しました。
料理が苦手な人でも手軽にできるよう、フライパンひとつで焼くだけ、
ゆでるだけのシンプル調理。さらに、毎日のメニューがマンネリにならないよう、
低糖質で肉料理によく合うたれやソースのバリエーションもご紹介します。
たれやソースはどの肉料理にも合うので、楽しみながらダイエットを続けられます。
料理／新井美代子

肉200ｇを
ペロリと食べられる！

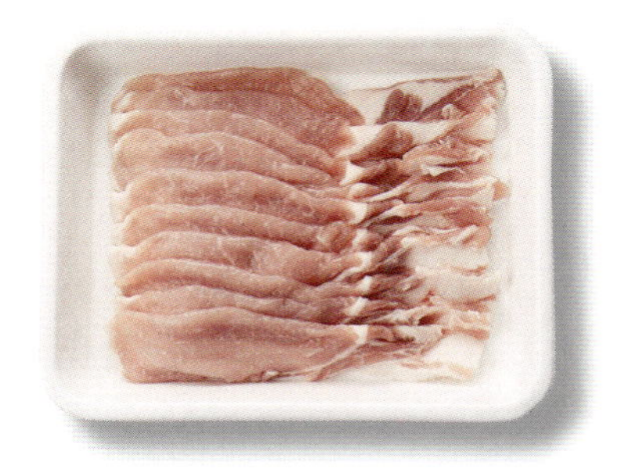

薄切り肉約９枚＝200ｇ

一口30回、かんでくださいね！
お肉はおなかいっぱい
食べてOK!
1日200g以上
食べてもOK!
上限はなし！

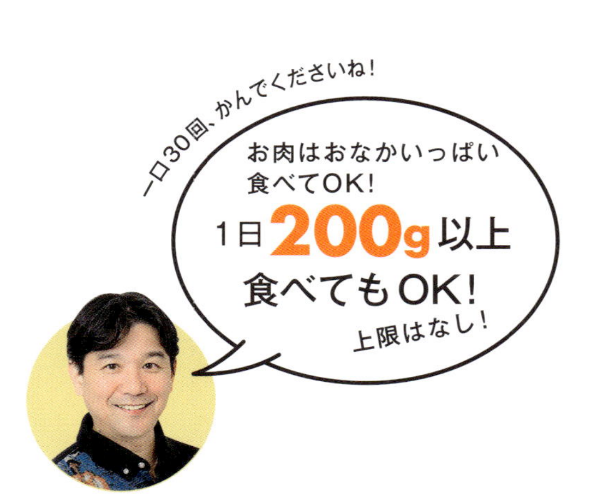

1

肉料理ならまずはこれ！
毎日焼き肉でもＯＫ！

たれバリエを９種紹介

焼き肉

1人分
糖質量
0.5g

［材料・1人分］

好みの肉(牛カルビ、豚バラ肉など)
……合わせて200ｇ
ラード…適量
好みのたれ(p16 ～ 17 参照)
……適量
好みの葉もの野菜（サラダ菜、万能ねぎなど）
……好みの量

［作り方］

1　フライパンまたはホットプレートにラードを熱し、肉を焼く。
2　焼けた肉から器にとり、好みのたれにつけていただく。好みで葉もの野菜を添える。

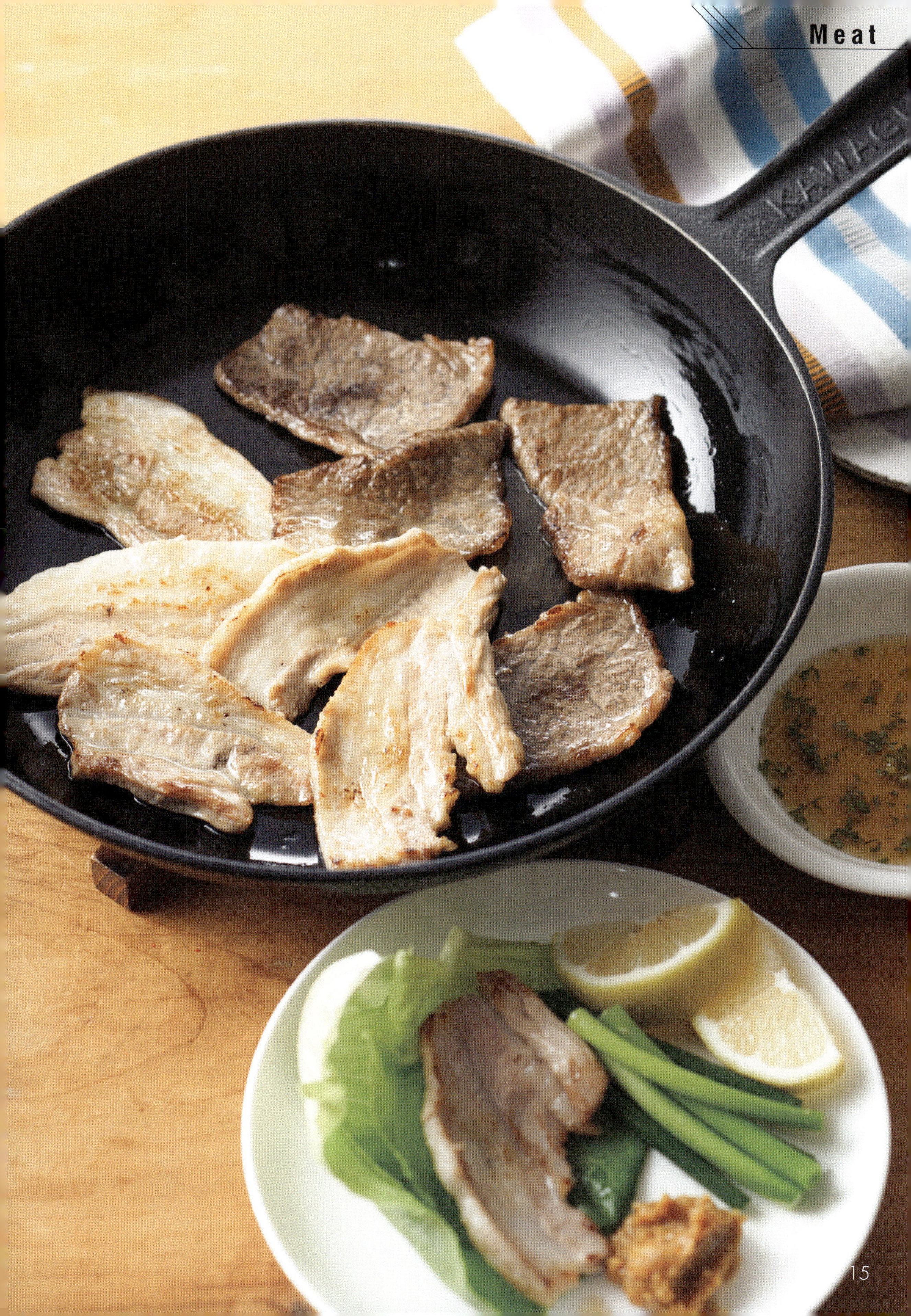

作りおきできる

たれバリエーション9

パラパラふって味つける「粉だれ」、少量ぬったりのせたりして食べる「みそだれ」、つけたりかけたりして食べる「液だれ」と、3つの形のたれをご紹介。これさえあれば、焼き肉店にも負けません。

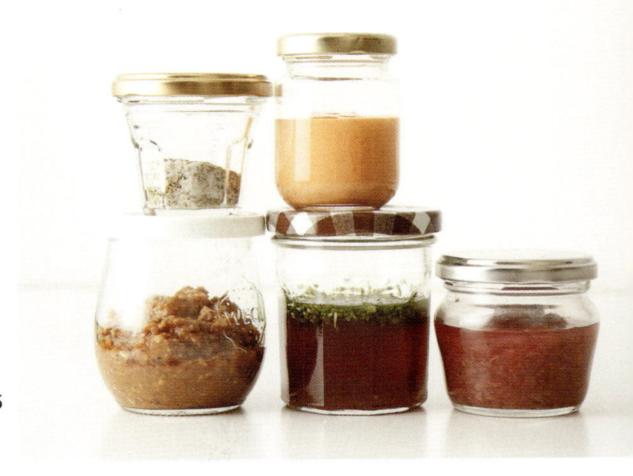

たれバリエーションは、p14〜35で紹介するどの肉料理にもよく合うので、いろいろ試してみてください。

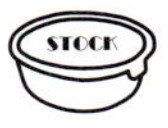

すべて作りおきOKです。多めに作って冷蔵庫にストックをしておけば便利。

まずはこれで。
基本の味つけ

黒こしょう塩

大さじ1 糖質量 0.9g

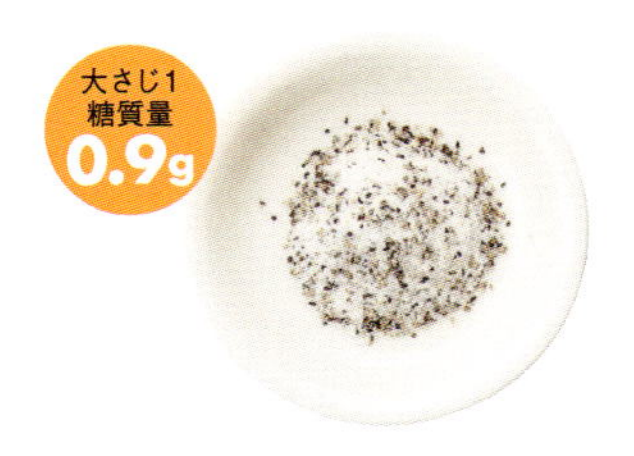

[材料・作りやすい分量] あらびき黒こしょう大さじ½、塩大さじ2

[作り方] 材料をまぜる。

常温で1カ月以上保存可

簡単にスパイシーテイストに変身

カレー塩

大さじ1 糖質量 0.6g

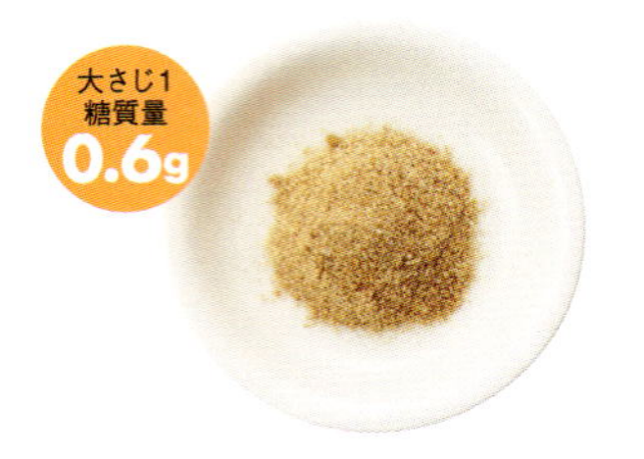

[材料・作りやすい分量] 塩大さじ2、カレー粉大さじ1

[作り方] 材料をまぜる。

常温で1カ月以上保存可

市販の乾燥ハーブをまぜるだけ

ミックスハーブ塩

大さじ1 糖質量 1.1g

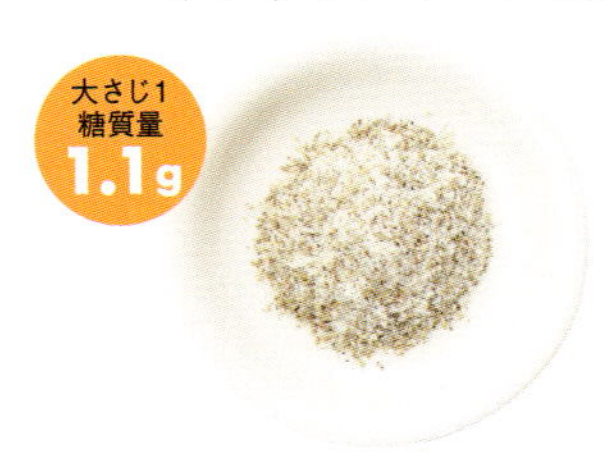

[材料・作りやすい分量] 塩大さじ2、ドライハーブミックス大さじ1

[作り方] 材料をまぜる。

常温で1カ月以上保存可

韓国風の辛みそを
低糖質で再現

豆板醤みそ

大さじ1 糖質量 2.3g

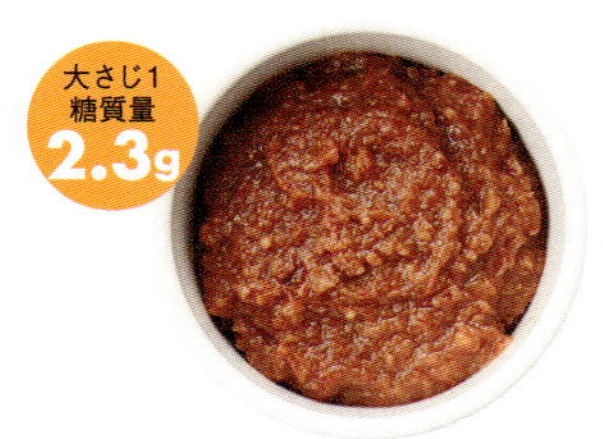

[材料・作りやすい分量] みそ大さじ3、豆板醤小さじ1、糖質ゼロの甘味料（ラカントなど）大さじ½

[作り方] 材料をまぜる。

冷蔵庫で約2週間保存可

少しつけるだけで
焼き肉の味がアップ

にんにく卵黄みそ

大さじ1 糖質量 2.2g

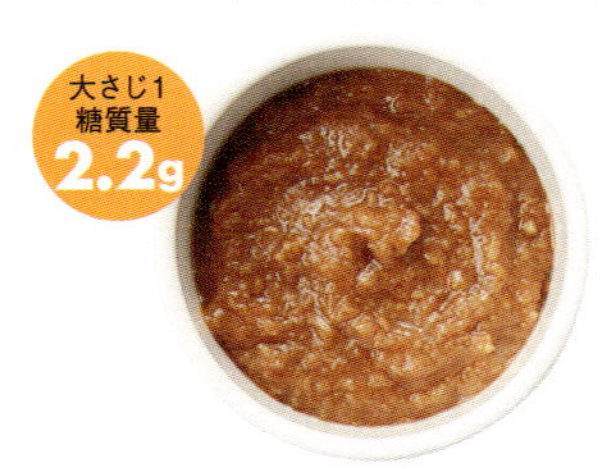

[材料・作りやすい分量] みそ大さじ5、にんにく（すりおろし）小さじ1、卵黄1個分

[作り方] 材料をまぜる。

冷蔵庫で約1週間保存可

ねぎたっぷりで、
焼き肉店の本格派の味わい

ねぎみそ

大さじ1 糖質量 1.9g

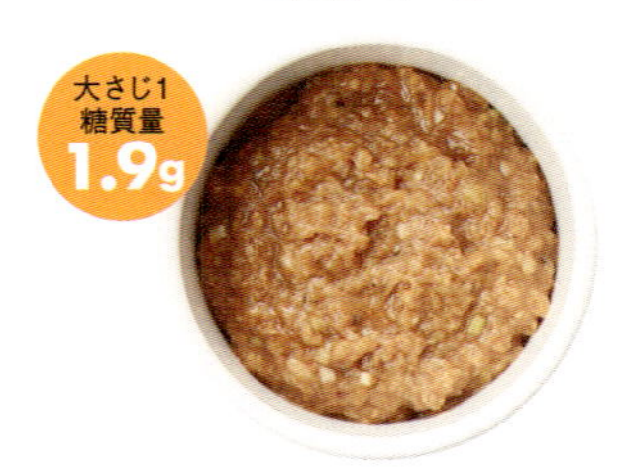

[材料・作りやすい分量] みそ大さじ3、長ねぎ（みじん切り）大さじ2、こしょう少々

[作り方] 材料をまぜる。

冷蔵庫で約1週間保存可

酸味をきかせた味。
さっぱり肉を食べたいときに

レモン梅かつお

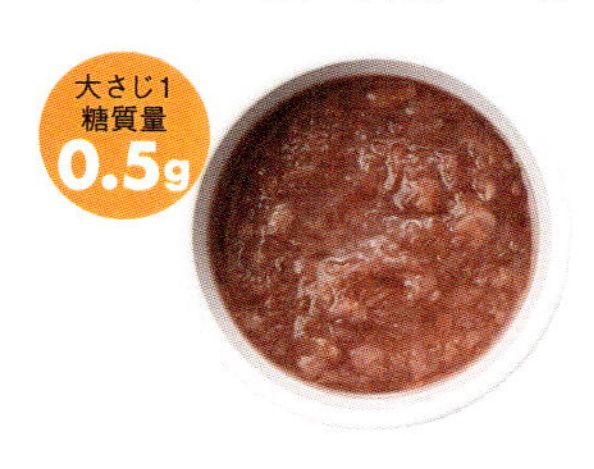

[材料・作りやすい分量] レモン汁大さじ½、梅肉ペースト大さじ1、削り節大さじ2、水大さじ1½
[作り方] 材料をまぜる。

冷蔵庫で約1週間保存可

香菜の香りが特徴の
エスニックテイスト

ナンプラーレモン

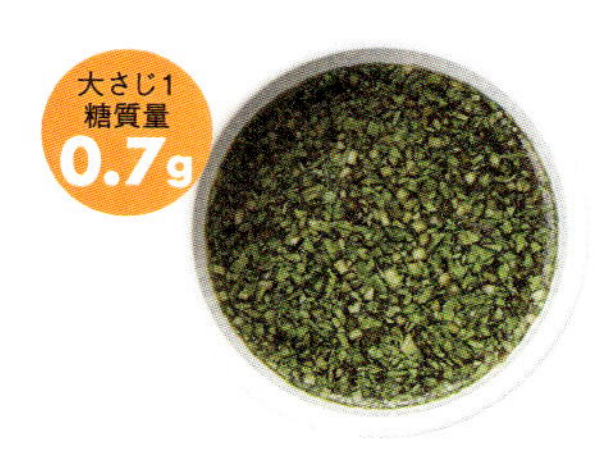

[材料・作りやすい分量] ナンプラー大さじ2、レモン汁大さじ1、糖質ゼロの甘味料（ラカントなど）大さじ½、香菜（みじん切り）小さじ1 **[作り方]** 材料をまぜる。

冷蔵庫で約1週間保存可

パプリカパウダーがなければ
一味とうがらしでも

パプリカマヨネーズ

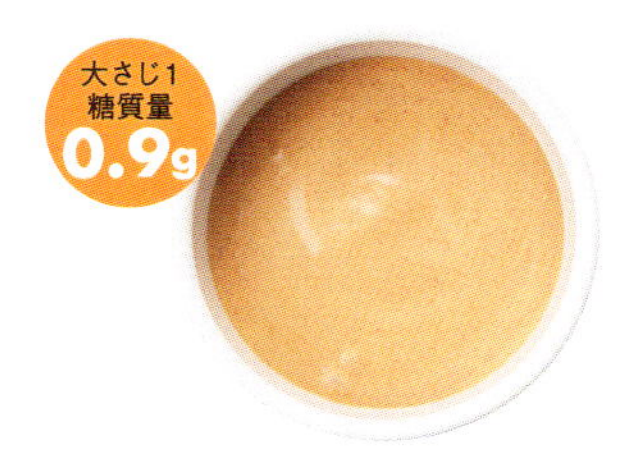

[材料・作りやすい分量] マヨネーズ大さじ3、パプリカパウダー小さじ1、酢大さじ½、塩・こしょう各少々 **[作り方]** 材料をまぜる。

冷蔵庫で約1週間保存可

ARRANGE RECIPE

冷めてもおいしい
焼き肉の食べ方です

豚焼き肉とズッキーニのあえもの

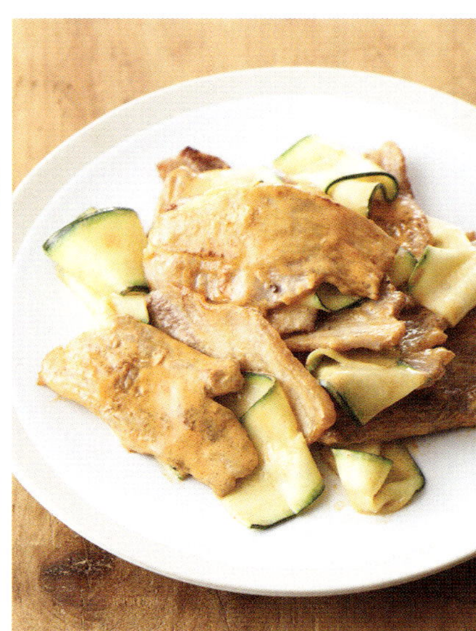

[材料・2人分]

豚バラ肉（焼き肉用）……200g
ズッキーニ……小½本
ラードまたはバター……大さじ1
塩、こしょう……各少々
パプリカマヨネーズだれ（左記参照）……大さじ2

[作り方]

1 ズッキーニはピーラーで薄く削り、半分の長さに切る。
2 フライパンにラードを入れて中火で熱し、豚肉を焼き、塩、こしょうする。
3 ボウルに1、2を入れ、パプリカマヨネーズだれであえる。

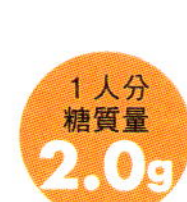

牛タンのかわりに牛ロースや
もも肉でもアレンジ自在

牛タンと三つ葉のあえもの

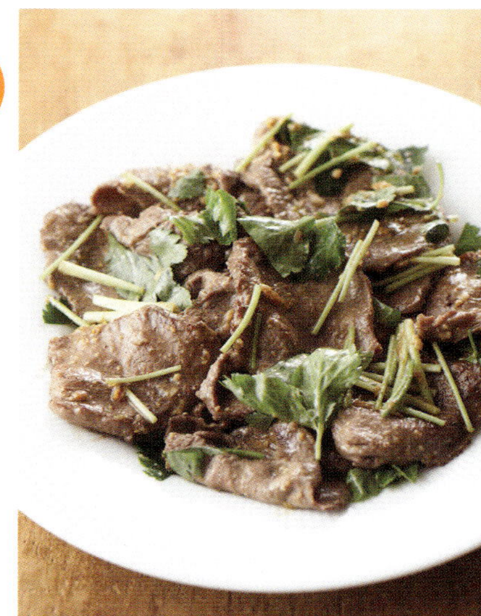

[材料・2人分]

牛タンまたは牛ロース肉……200g
三つ葉……1束（20g）
ラード……少々
ねぎみそだれ（p16参照）……大さじ2

[作り方]

1 フライパンにラードを入れて中火で熱し、牛タンの両面をさっと焼く。
2 三つ葉はざく切りにする。
3 ボウルに1、2を入れ、ねぎみそだれであえる。

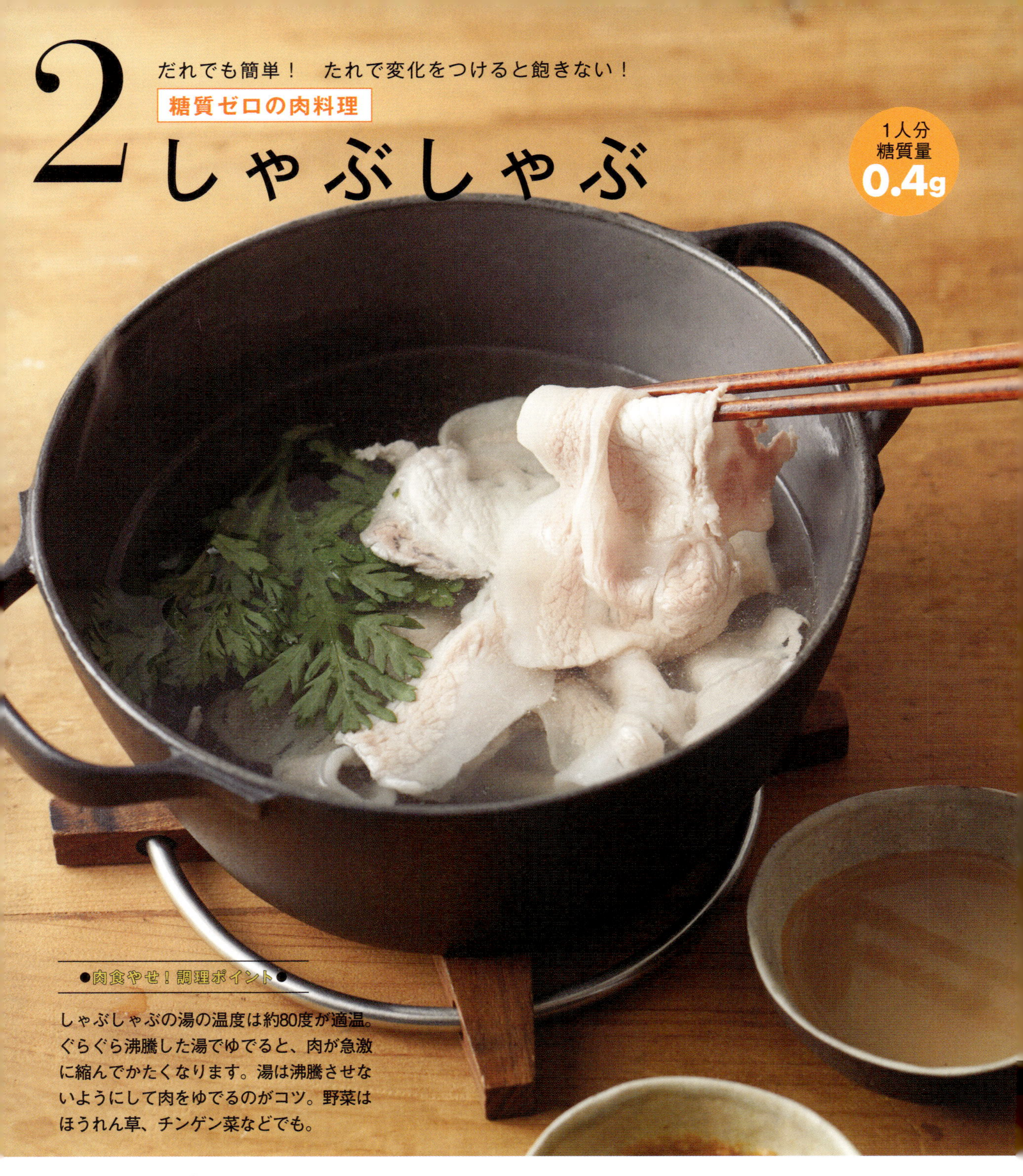

だれでも簡単！　たれで変化をつけると飽きない！

糖質ゼロの肉料理

2 しゃぶしゃぶ

1人分
糖質量
0.4g

●肉食やせ！調理ポイント●

しゃぶしゃぶの湯の温度は約80度が適温。ぐらぐら沸騰した湯でゆでると、肉が急激に縮んでかたくなります。湯は沸騰させないようにして肉をゆでるのがコツ。野菜はほうれん草、チンゲン菜などでも。

［材料・1人分］

豚バラ、牛ロースなど好みの薄切り肉（しゃぶしゃぶ用）
……合わせて200g
春菊（葉をつむ）……好みの量
だしこんぶ…4×4㎝1枚
好みのたれ（p19参照）……好みの量
＊こんぶがなければ、入れなくても可。

［作り方］

1 小さめの鍋に水を六分目ほど入れ、だしこんぶを加えて弱火にかける。沸騰直前に火を弱めて、こんぶをとり出す。

2 ゆらゆらと湯の表面がゆれる程度に火加減を調節し、肉を1枚ずつ、好みの枚数を入れ、肉の色が変わったら引き上げる。春菊もさっとゆでて引き上げる。好みのたれにつけていただく。

作りおきできる
たれバリエーション6

鍋のスープでといたり、肉や野菜をつけながら食べたりして楽しんで。

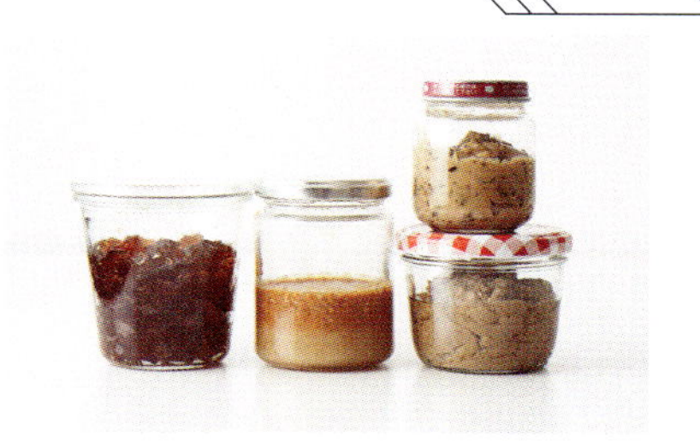

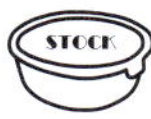

作りおきもOK。多めに作って冷蔵庫にストックを！

ねりみそタイプ。
しゃぶしゃぶの定番ごま味
白ごましょうゆ

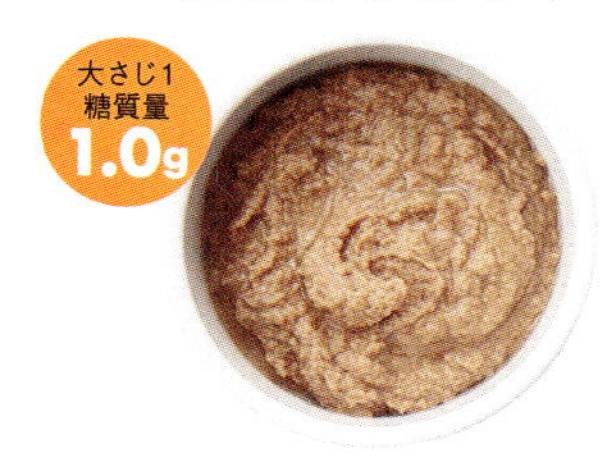
大さじ1 糖質量 1.0g

［材料・作りやすい分量］白ねりごま大さじ3、しょうゆ大さじ1、酒大さじ1 ［作り方］①材料をまぜる。②①を適量器に入れ、鍋のスープ適量でとく。

冷蔵庫で約1週間保存可

ねりみそタイプ。
粉チーズのうまみが絶品
ごまみそチーズ

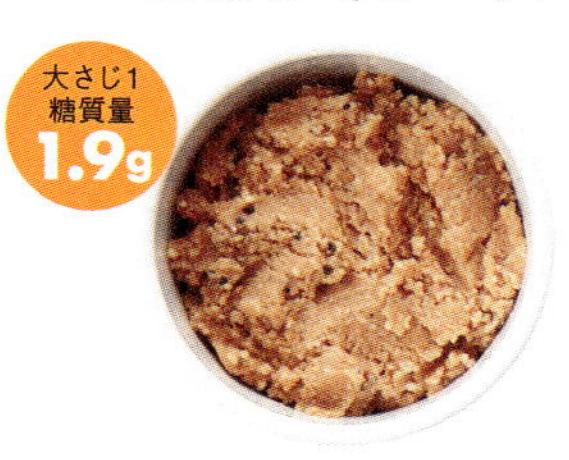
大さじ1 糖質量 1.9g

［材料・作りやすい分量］みそ大さじ2、粉チーズ大さじ2、黒いりごま少々 ［作り方］①材料をまぜる。②①を適量器に入れ、鍋のスープ適量でとく。

冷蔵庫で約1週間保存可

とろりタイプ。
こんぶが味と食感のアクセント
マヨネーズこんぶ

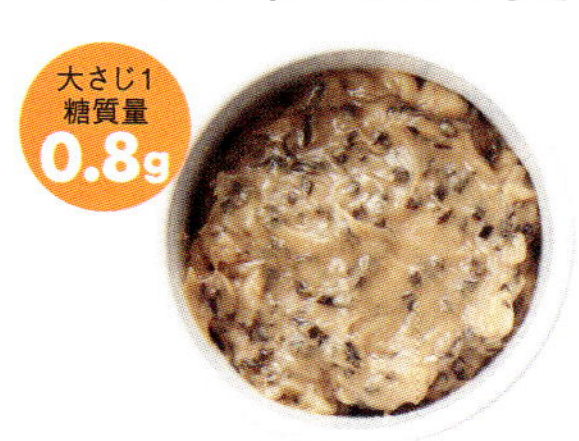
大さじ1 糖質量 0.8g

［材料・作りやすい分量］マヨネーズ大さじ6、刻み塩こんぶ小さじ2 ［作り方］塩こんぶをみじん切りにし、マヨネーズとまぜる。

冷蔵庫で約1週間保存可

とろりタイプ。
卵をたれとして利用して
しょうゆ麹卵黄

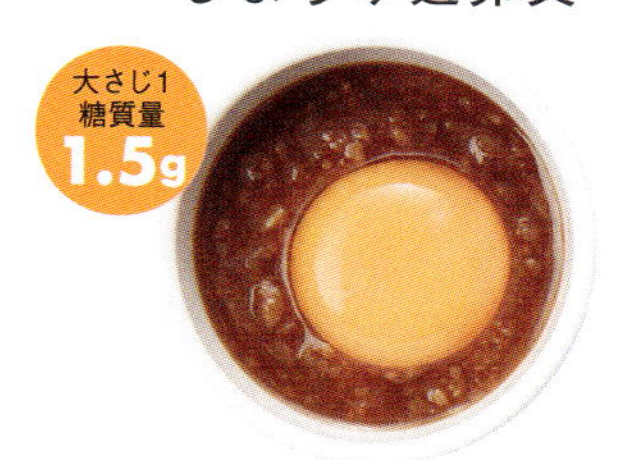
大さじ1 糖質量 1.5g

［材料・作りやすい分量］しょうゆ麹（市販品）大さじ2、卵黄1個分 ［作り方］器にしょうゆ麹を入れ、卵黄を加えてまぜる。

当日食べきり

液だれタイプ。
肉がどんどんすすむピリ辛味
ポン酢にんにくラー油

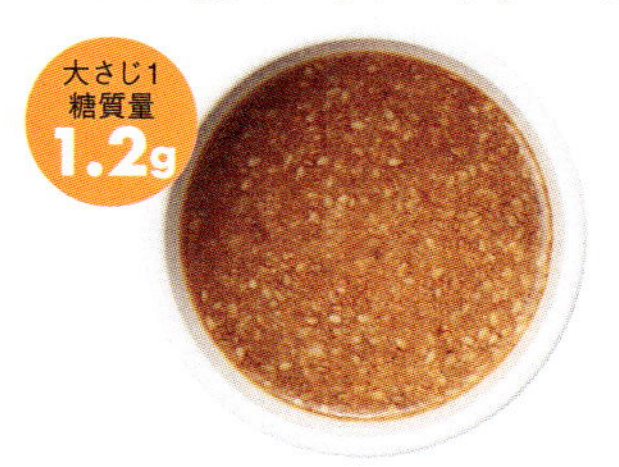
大さじ1 糖質量 1.2g

［材料・作りやすい分量］ポン酢しょうゆ大さじ2、にんにく（すりおろし）小さじ1、白すりごま大さじ1、ラー油小さじ1、糖質ゼロの甘味料（ラカントなど）大さじ½、塩小さじ1 ［作り方］材料をまぜる。

冷蔵庫で約1週間保存可

冷しゃぶ専用ジュレ。
ゼラチンを使ったふるふる食感
レモンしょうゆジュレ

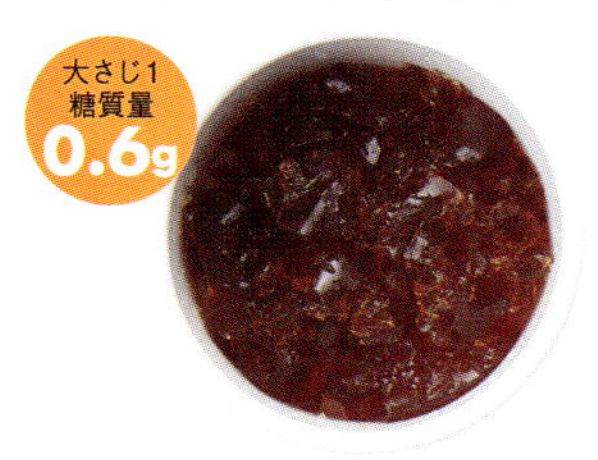
大さじ1 糖質量 0.6g

［材料・作りやすい分量］粉ゼラチン10g、しょうゆ大さじ2、レモン汁小さじ1 ［作り方］①粉ゼラチンは水大さじ4をふり入れてふやかす。②小鍋に水1カップ、しょうゆを煮立たせ、①のゼラチンを加え、まぜてとかす。容器に移し、レモン汁を加えて冷ます。③あら熱がとれたら冷蔵庫で冷やし固める。使うときにスプーンで細かくくずす。

冷蔵庫で約1週間保存可

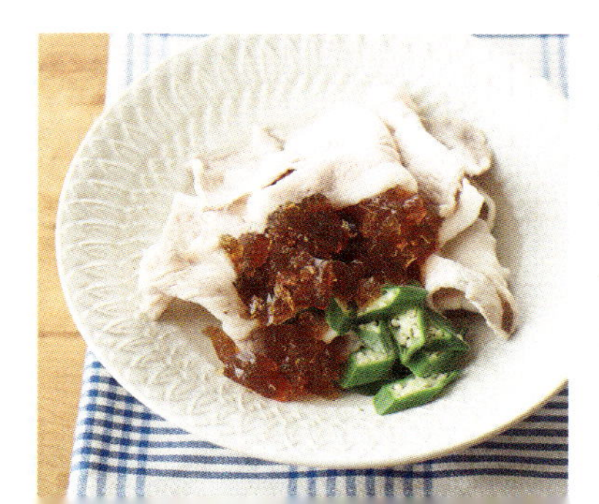

冷しゃぶ

冷しゃぶにするときは、ゆでた肉を常温の水にくぐらせて冷ます。氷水では冷たすぎて、とけた脂がかたまってべたつく

3

1枚食べてOK！　皮をぱりっと焼くとおいしい

ボリューム満点

チキンソテー

1人分
糖質量
0.9g

SAUCE Ver.

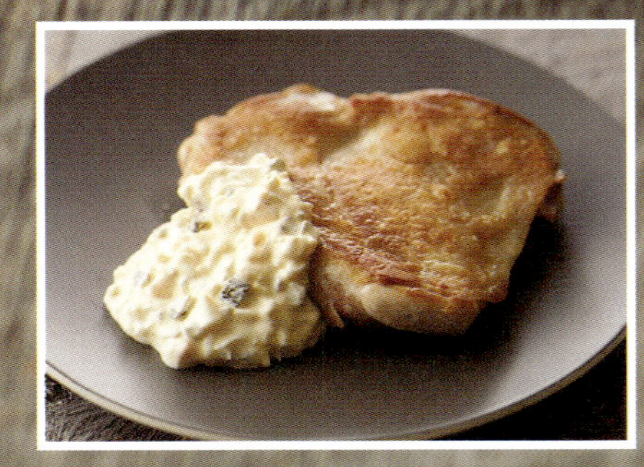

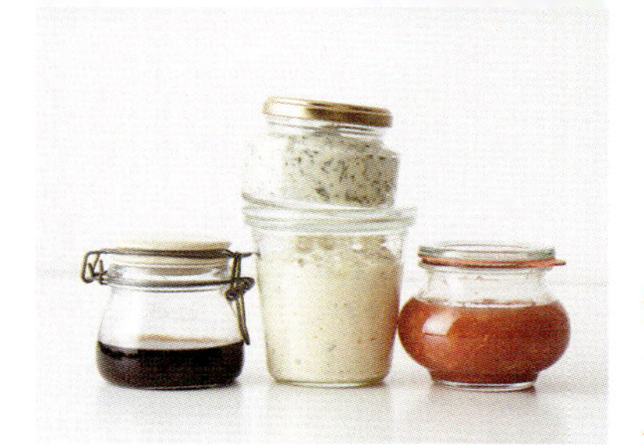

［ 材料・1人分 ］

鶏もも肉……1枚(250 ~ 300g)
塩……小さじ½~½強
サラダ油……少々
バター（またはラード）……小さじ1
オクラ、粒マスタード……各好みの量

［ 作り方 ］

1 鶏肉は肉厚な部分に切り込みを入れて開き、厚みを均等にする。皮にフォークを刺して数カ所穴をあける。塩をふって約10分おき、出た水分はキッチンペーパーで拭く。

2 フライパンにサラダ油を薄く引き（バターは焦げやすいので）、皮を下にして鶏肉を入れ、ふたをして弱めの中火で、薄い焼き色がつくまで約5分焼く。

3 裏返し、肉に火が通るまでふたをして約4分焼く。

4 余分な肉汁を拭きとり、もう一度裏返し(皮が下)、バターを加えて中火にし、ヘラで押しながら皮に焼き目をつける。

5 器に盛り、ゆでたオクラを添え、マスタードや好みのソースをつけていただく。

●肉食やせ！調理ポイント●

鶏肉の皮をパリパリに焼くコツ。肉に火が通ったら、仕上げに再び皮目を焼く。このとき、バターかラードを加えると、ぐんとコクがアップする。

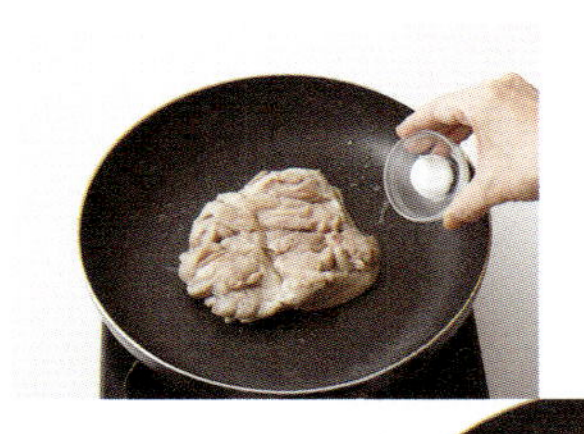

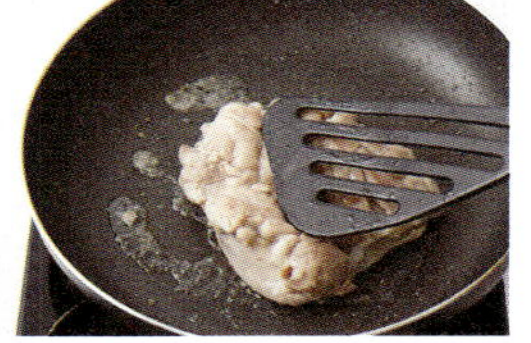

皮を焼くときは、ヘラでぎゅっと押さえておくと、カリッと香ばしくなる。

作りおきできる
ソースバリエーション4

シンプルな塩味のソテーも、ソースがあれば毎日でも飽きない、気分も変わる！

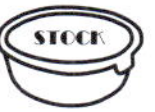

すべて作りおきOK。洋風から和風まで、お気に入りを見つけて！

食べごたえ満点なのに、超低糖質！

タルタルソース

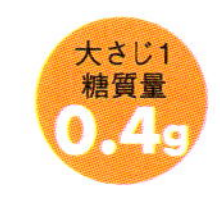

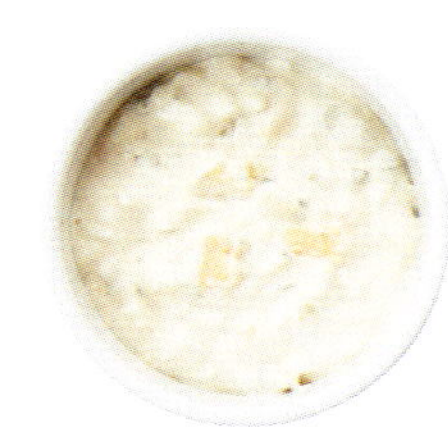

［ 材料・作りやすい分量 ］ ゆで卵1個、ピクルスのみじん切り大さじ1、マヨネーズ大さじ4
＊ピクルスは砂糖不使用または、甘さ控えめのものを選んで。

［ 作り方 ］ ゆで卵はみじん切りにして、残りの材料とまぜる。

冷蔵庫で4～5日保存可

肉料理をさっぱり食べたいときにおすすめ

フレッシュトマトソース

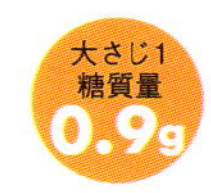

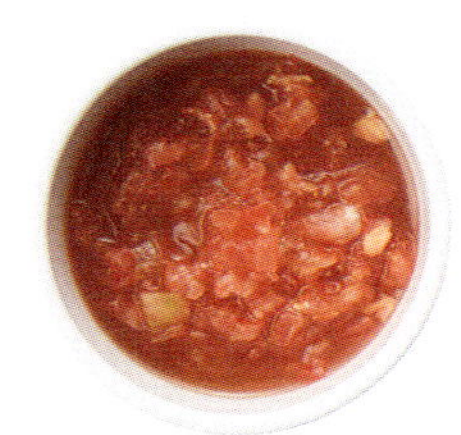

［ 材料・作りやすい分量 ］ トマト1個、塩小さじ½、レモン汁小さじ1 ［ 作り方 ］ トマトはみじん切りにし、残りの材料とまぜる。

冷蔵庫で4～5日保存可

バジルがなければパセリでもOK

バジルバター

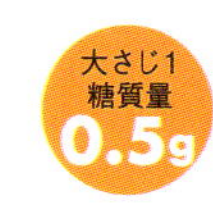

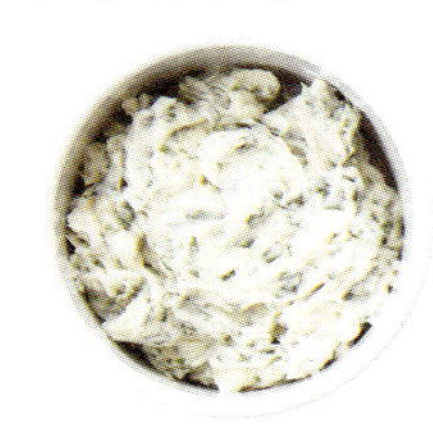

［ 材料・作りやすい分量 ］ バジル（みじん切り）大さじ2、バター大さじ4 ［ 作り方 ］ 材料をまぜる。

冷蔵庫で約1週間保存可

和風の味つけが食べたいときに

しょうがじょうゆ

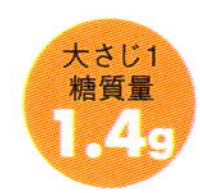

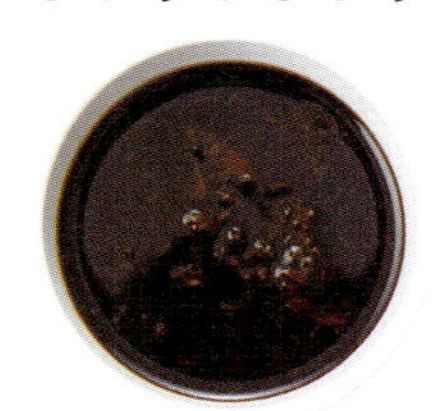

［ 材料・作りやすい分量 ］ しょうが（すりおろし）小さじ2、しょうゆ大さじ4、酒小さじ1 ［ 作り方 ］ 材料をまぜる。

冷蔵庫で約1週間保存可

4 ハンバーグ

肉本来のおいしさを存分に味わえる！

パン粉と玉ねぎカットで低糖質

1人分 糖質量 **0.8g**

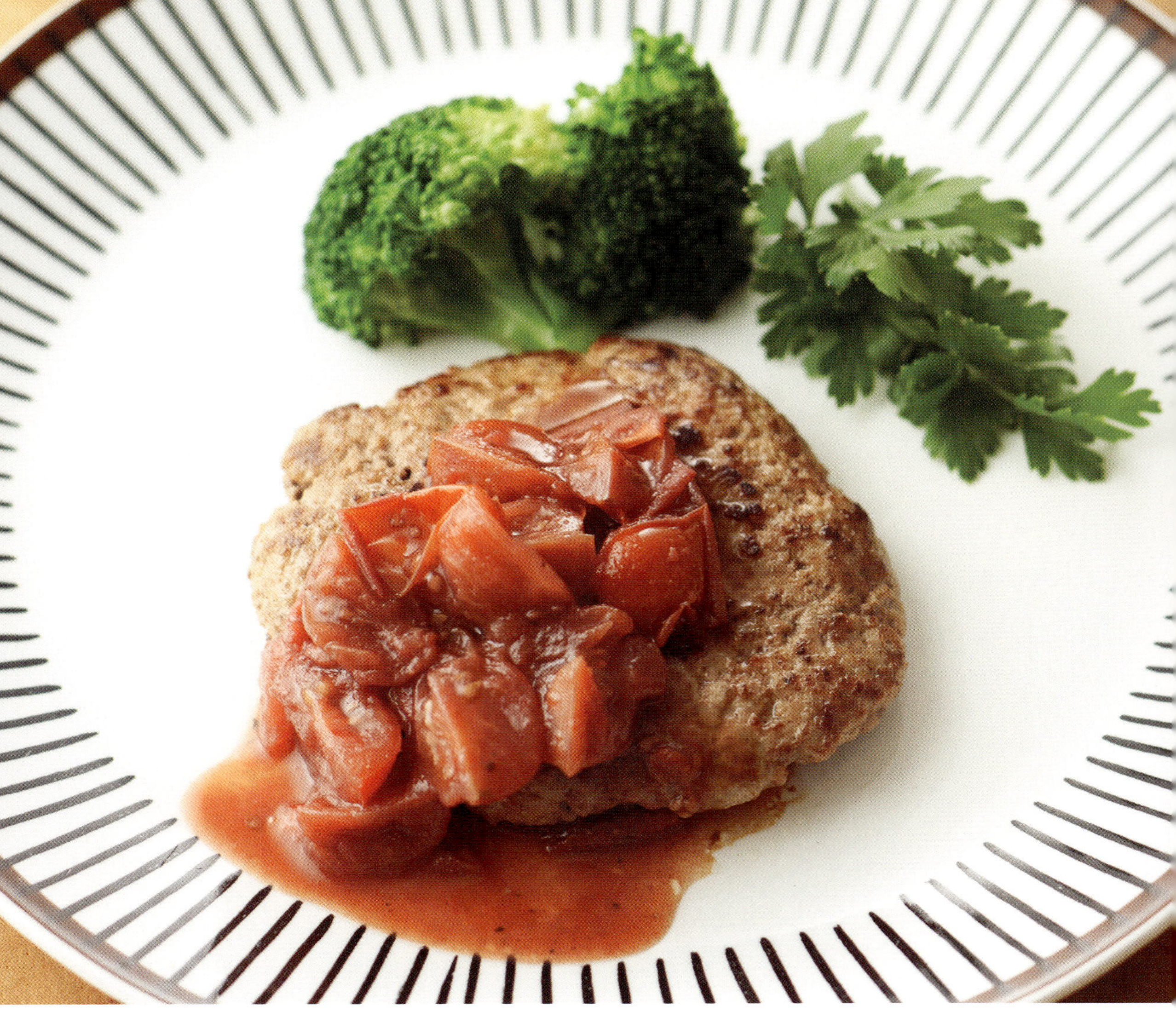

［ 材料・4人分 ］

合いびき肉……500g
卵……１個
塩、こしょう、ナツメグパウダー……各少々
ラード……大さじ1
ブロッコリー、イタリアンパセリ……各好みの量
好みのソース(p23 参照)……好みの量

［ 作り方 ］

1 ボウルにひき肉を入れてほぐし、塩、こしょう、ナツメグ、ときほぐした卵を加え、軽くまぜる。

2 １を４等分し、手にラード少々（分量外）をつけ、小判形に整える。

3 フライパンにラードを中火で熱し、２を並べる。肉の下面に焼き色がついたら裏返し、ふたをして弱火で６～７分焼く。肉の中心部に竹串を刺し、澄んだ肉汁が出てくれば焼きあがり。

4 器に盛り、ゆでたブロッコリー、イタリアンパセリを添える。好みのソース（写真はトマトワインソース）でいただく。

作りおきできる

ソースバリエーション4

シンプルに焼いただけでも
おいしいですが、ソースを添えれば
見た目の豪華さが違います。

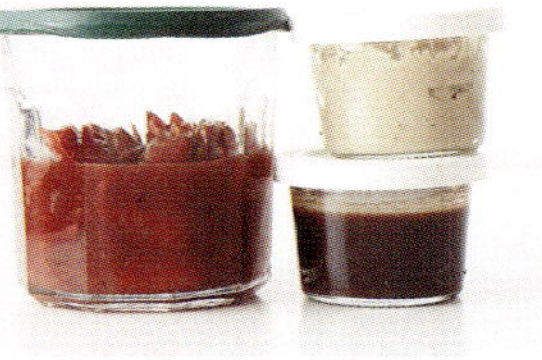

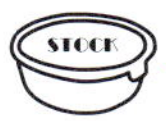

作りおきＯＫ！　ストックしておけば、ほかの肉料理にも使えます。

濃厚リッチで食べごたえ満点、
なのにやせる！

アボカドクリームチーズ

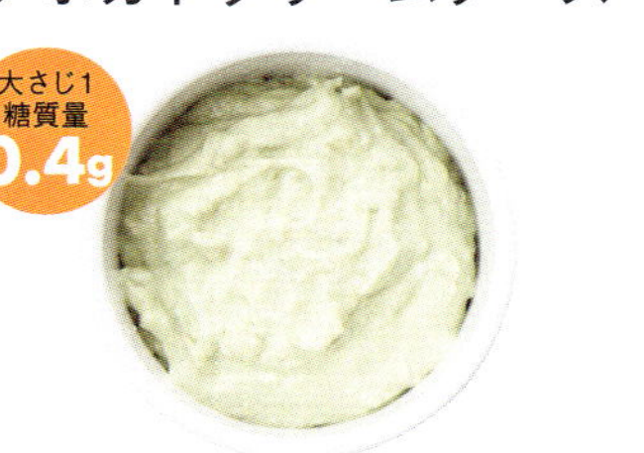

大さじ1 糖質量 0.4g

［ 材料・作りやすい分量 ］ クリームチーズ40ｇ、アボカド½個（80ｇ）、レモン汁小さじ½ ［ 作り方 ］ ①クリームチーズはねってやわらかくする。②アボカドはフォークでつぶし、①とレモン汁を加えてまぜる。

冷蔵庫で３～４日保存可

糖質ゼロの甘味料を使って
甘酸っぱく仕上げた

トマトワインソース

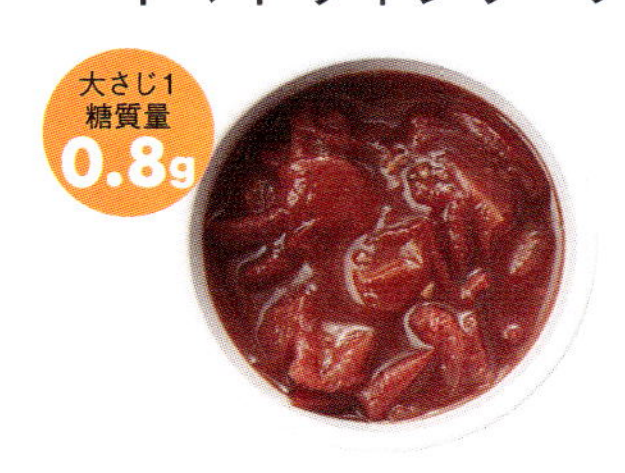

大さじ1 糖質量 0.8g

［ 材料・作りやすい分量 ］ ミニトマト8個（100ｇ）、赤ワイン大さじ2、糖質ゼロの甘味料（ラカントなど）小さじ1、塩、こしょう各少々 ［ 作り方 ］ ①鍋に切ったトマト、赤ワインを入れて弱火にかける。②煮くずれたらラカント、塩、こしょうを加えてひと煮する。

冷蔵庫で約１週間保存可

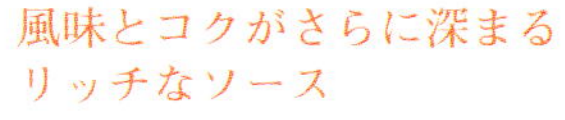

風味とコクがさらに深まる
リッチなソース

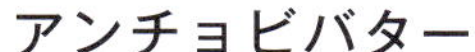

アンチョビバター

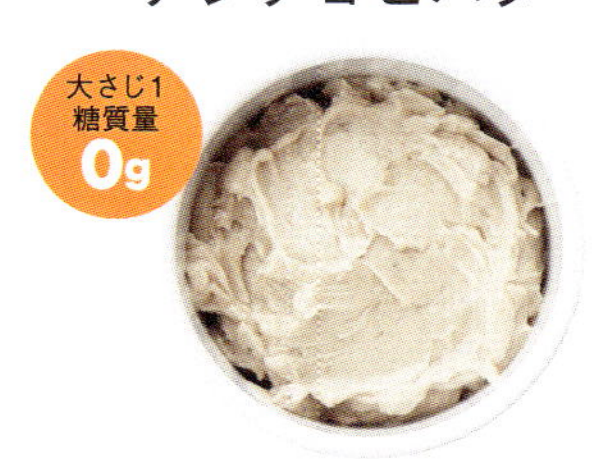

大さじ1 糖質量 0g

［ 材料・作りやすい分量 ］ バター大さじ5　アンチョビペースト大さじ½（アンチョビフィレの場合は½枚） ［ 作り方 ］ バターはねってやわらかくし、アンチョビペースト（アンチョビフィレの場合は細かく刻む）をまぜ合わせる。

冷蔵庫で約１週間保存可

和風ソースの定番。
辛味はお好みで調節して。

からしじょうゆ

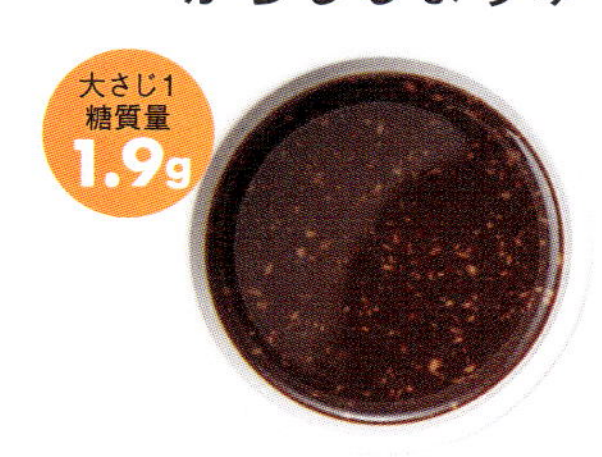

大さじ1 糖質量 1.9g

［ 材料・作りやすい分量 ］ しょうゆ大さじ3、ねりからし小さじ1 ［ 作り方 ］ 材料をまぜる。

冷蔵庫で約１週間保存可

●肉食やせ！
調理ポイント●

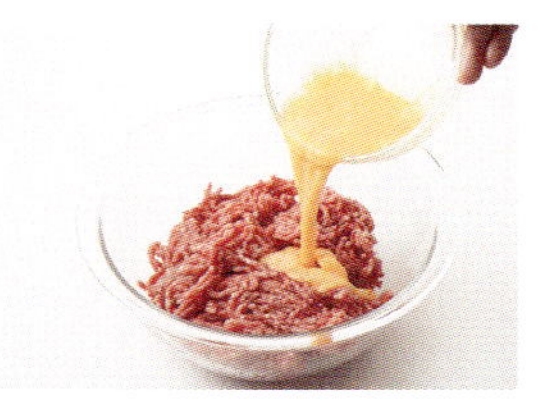

つなぎは卵のみなので、ねりまぜる必要はなし。軽くまぜることで、ひき肉の粒々とした食感が残り、かみごたえがＵＰ。

焼き縮むので、薄めで大きめの小判形に成形すると見栄えよく焼きあがる。火が通りやすいように真ん中を少しくぼませて。

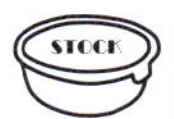

作りおきするときは、焼いてから保存容器に移し、完全に冷ましてからふたをして冷蔵庫へ。

冷蔵庫で４～５日保存可

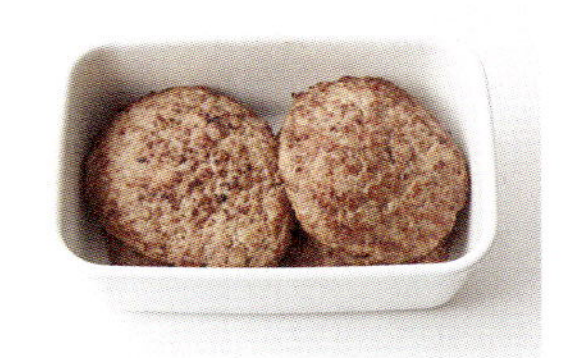

5 しょうが焼き

しょうがは最後に加えて香り高く

たれは糖質ゼロの甘味料で

1人分
糖質量
8.4g

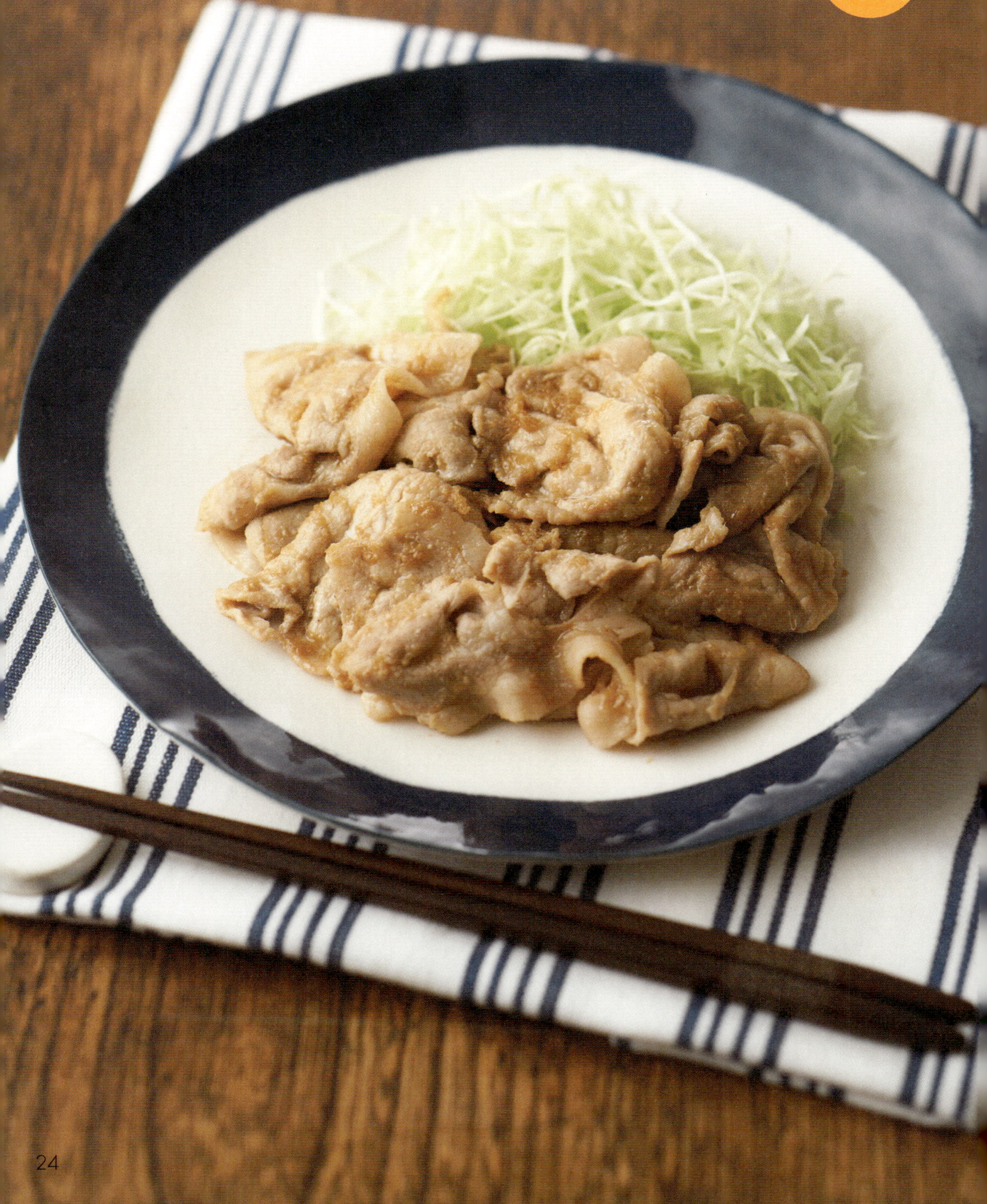

[材料・1人分]

豚ロース薄切り肉……200g
しょうが(すりおろし)……1かけ分
ラード……小さじ2

A
しょうゆ……大さじ2
酒……大さじ3
糖質ゼロの甘味料(ラカントなど)
……小さじ1～1½

キャベツ(せん切り)……好みの量

[作り方]

1 Aをまぜてたれを作る。

2 ボウルに1と豚肉を入れて5分ほどつける。

3 フライパンにラードを入れて弱めの中火で熱し、豚肉は汁けをきって1枚ずつ広げて入れ（残ったつけ汁はとっておく)、さっと炒め、いったんとり出す。

4 残ったつけ汁をフライパンに入れて煮つめ、しょうが、3の豚肉を戻し入れてさっと煮からめる。器に盛り、キャベツを添える。

●肉食やせ！調理ポイント●

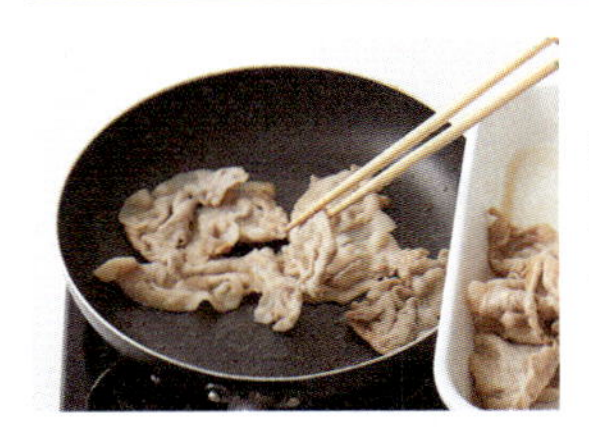

肉は火を通しすぎるとかたくなるので、肉の色が変わったらとり出す。

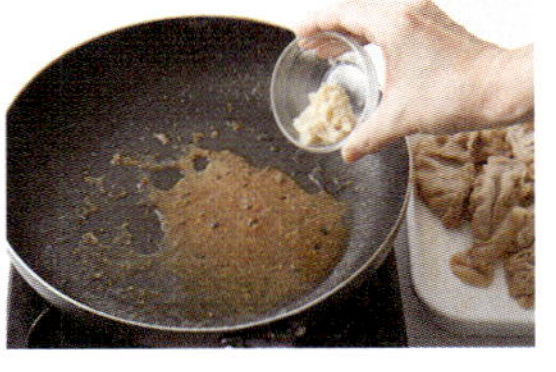

つけ汁を中火で煮つめたところに、しょうがを加えると、香りよく仕上がる。

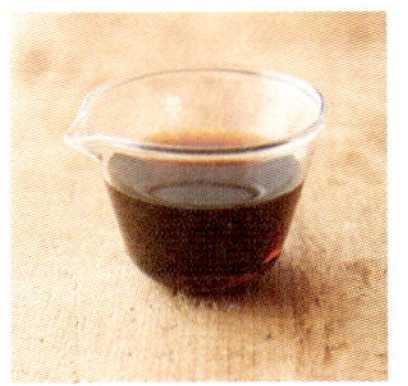

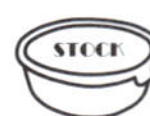

低糖質のしょうが焼きのたれは、作りおきOK。甘味には糖質ゼロの甘味料を使って。

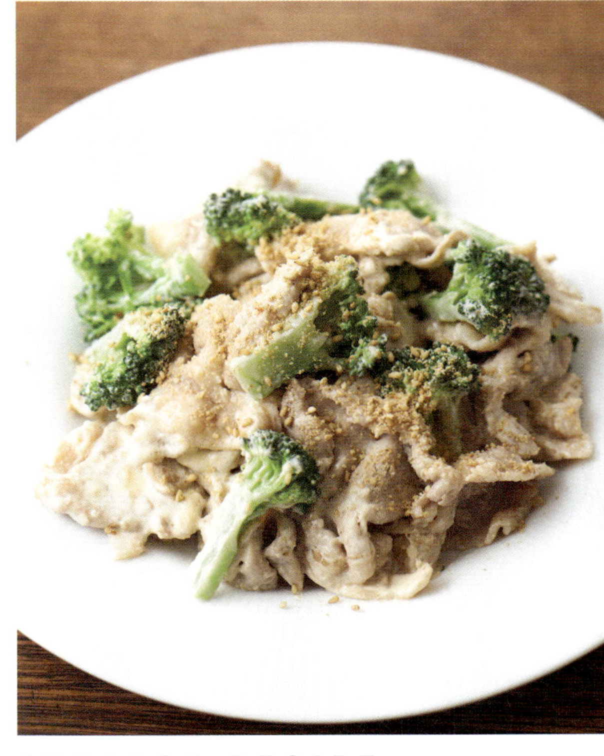

ARRANGE RECIPE

冷めてもおいしいからお弁当にもおすすめ

しょうが焼きとブロッコリーのマヨネーズあえ

1人分 糖質量 8.4g

[材料・1人分]

豚のしょうが焼き(作り方左記参照)……1人分
ブロッコリー…好みの量
マヨネーズ……大さじ2
白すりごま…少々

[作り方]

1 ブロッコリーは食べやすく小房に分け、塩少々(分量外)を加えた熱湯でさっとゆでる。

2 豚のしょうが焼きを食べやすい大きさに切り、1と一緒にマヨネーズであえる。白すりごまをふる。

6 しっとりジューシー＆ヘルシー
コンビニで大人気のアイテムを手作り

鶏ハム

1人分
糖質量
0.2g

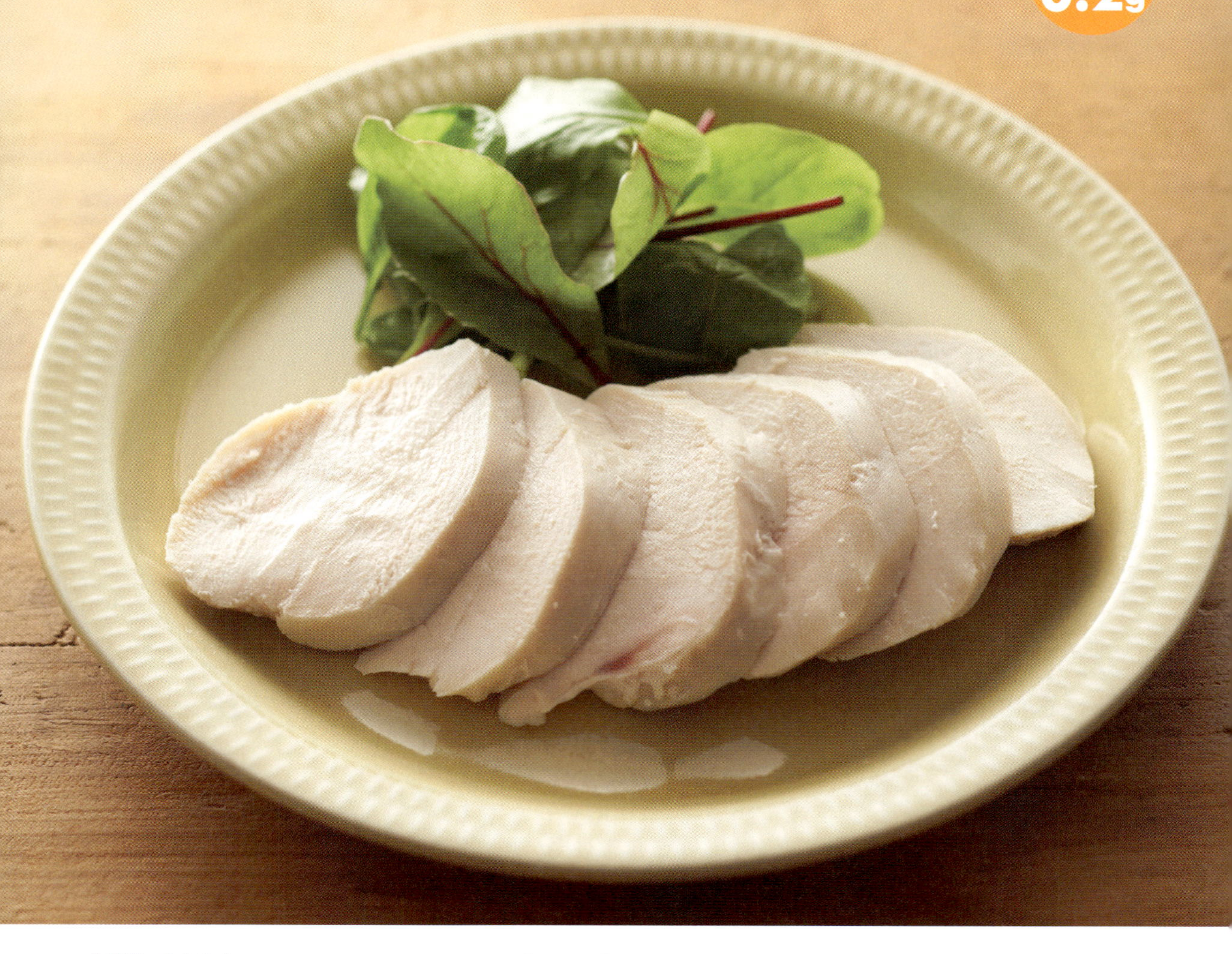

［ 材料・2人分 ］

鶏胸肉(皮なし)……1枚(約300g)
塩……小さじ1強(6g)
＊鶏肉の重さの2%を目安に。
酒……小さじ1
ベビーリーフ……適量

［ 作り方 ］

1 鶏肉に塩をすり込む。ジッパーつき保存袋（耐熱性のもの）に肉を入れ、酒をふり入れる。空気を抜きながら口を閉じる。

2 フライパンに1の保存袋を入れ、かぶるくらいまで水を注いで火にかける。皿をのせて重石にし、沸騰したら火を止め、ふたをしてそのまま冷ます。

3 食べやすい大きさに切って器に盛り、ベビーリーフを添える。

＊作り方1のあと、ゆでる前に、冷蔵庫で一晩おくと味がなじんでさらにおいしくなる。その場合は塩の分量を、鶏肉の重さの1.3%(約4g)にすること。

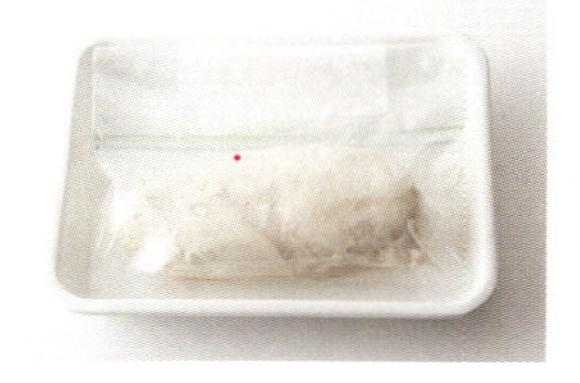

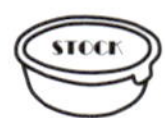

保存する場合は、完全に冷まし、
保存袋ごと冷蔵庫へ。

冷蔵庫で5日間保存可能

●肉食やせ！
調理ポイント●

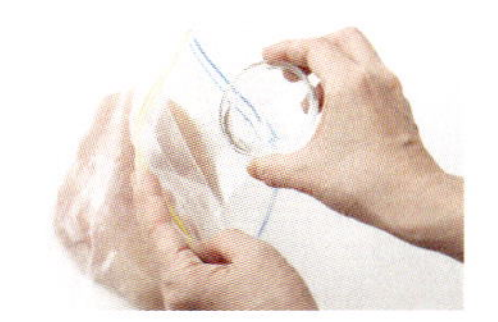

下ごしらえはジッパーつき保存袋に材料を入れるだけ。酒を加えると肉のくさみがとれる。

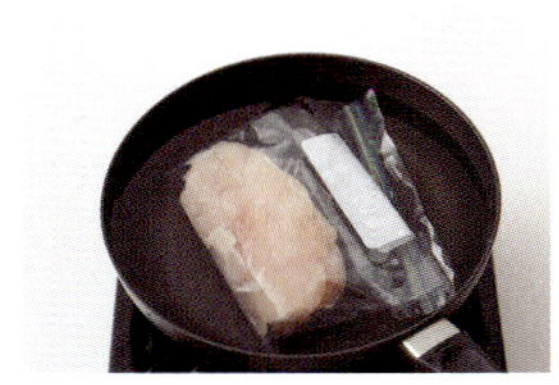

保存袋ごとゆでる。1～2個ならフライパンが便利。

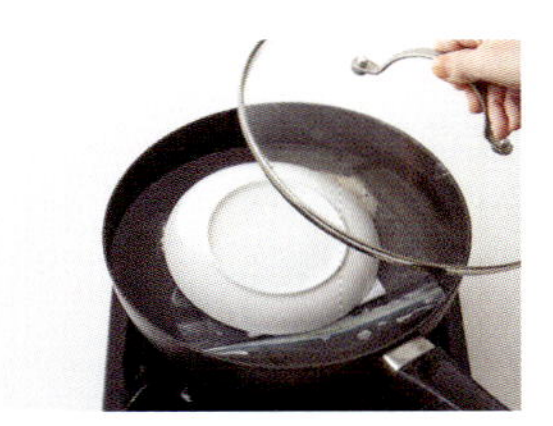

火を止めたらふたをして、あとは余熱でOK。

ARRANGE RECIPE

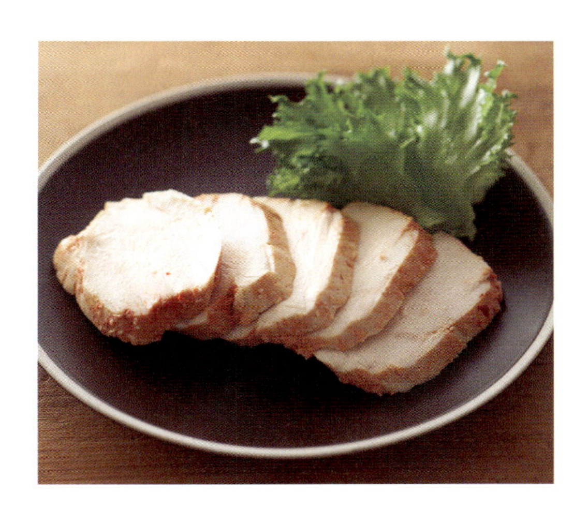

中華風の味つけで。お酒のおつまみに最適！

ピリ辛鶏ハム

1人分
糖質量
0.4g

[材料・2人分]

鶏胸肉(皮なし)……1枚(約300g)
塩……小さじ1強(6g)
＊鶏肉の重さの2%を目安に。
酒……小さじ1
A
豆板醤……小さじ⅓
にんにく(すりおろし)……小さじ¼
しょうが(すりおろし)……小さじ¼

[作り方]

1 p26の鶏ハムと同様に作る。ただし、作り方1でAを加える。
2 食べやすい大きさに切って器に盛り、リーフレタス（分量外）などを添える。

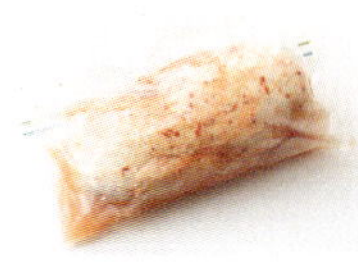

保存する場合は、完全に冷まし、
保存袋ごと冷蔵庫へ。

冷蔵庫で5日間保存可能

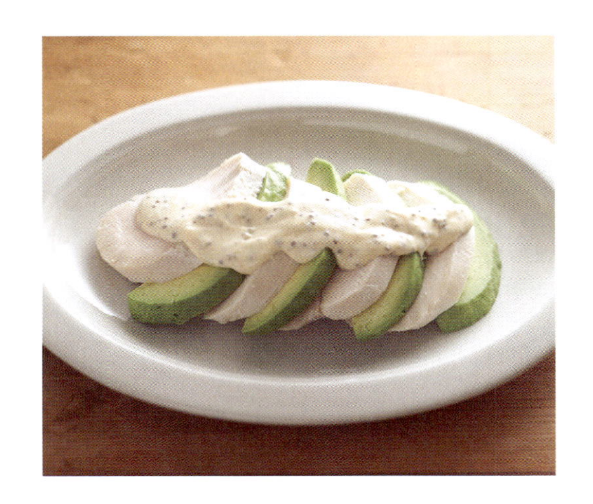

なめらかな鶏ハムの食感にアボカドがよく合う

鶏ハムとアボカドのマヨソース

1人分
糖質量
2.7g

[材料・1人分]

鶏ハム(p26参照)……½枚
アボカド……½個
A
マヨネーズ……大さじ2
粒マスタード……小さじ1

[作り方]

1 鶏ハムは好みの厚さに切る。アボカドは皮と種を除き、同様に切る。
2 器に交互に盛り、合わせたAをかける。

7 ステーキ肉を使用！ 鉄分補給に最適！ フライパンで作れる ローストビーフ

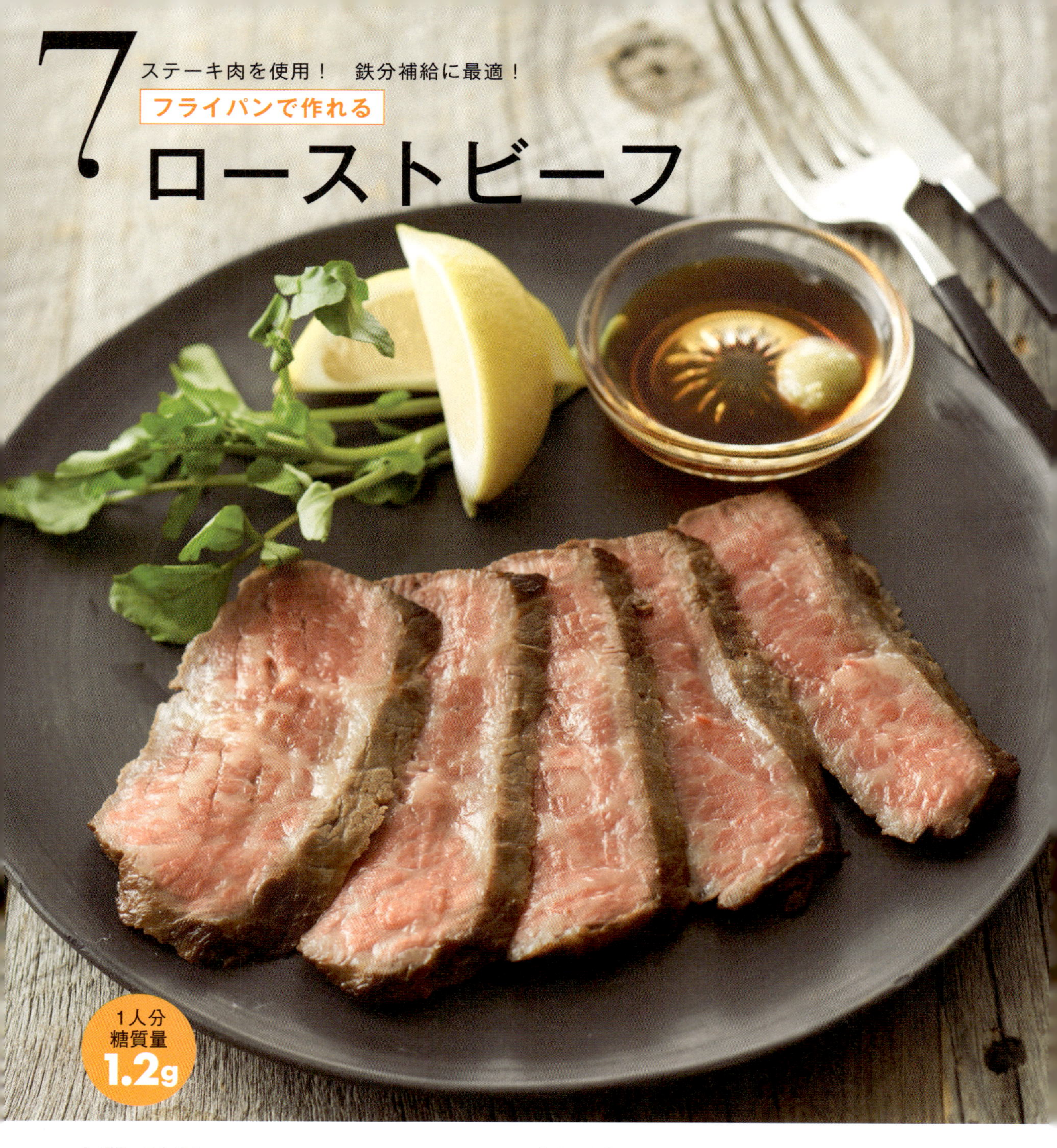

[材料・2人分]

牛もも肉（厚めのステーキ用）
……1枚（300 ～ 350ｇ）
塩……小さじ⅔
＊牛肉の重さの約 1.5％を目安に。
牛脂……適量
クレソン、レモン、わさびしょうゆ……各適量

[作り方]

1 牛肉に塩をふり、常温で 30 分～ 1 時間おく。出た水分はキッチンペーパーで拭く。

2 フライパンに牛脂を入れて中火で熱し、１の肉を入れる。約２分焼いて、焼き色がついたら裏返し、さらに約２分焼く（厚い場合は側面も１分ほど焼く）。

3 ２をアルミホイルに包んで 15 分おき、肉汁を落ちつかせる。

4 好みの厚さに切り、器に盛る。クレソン、レモンを飾り、わさびしょうゆを添える。

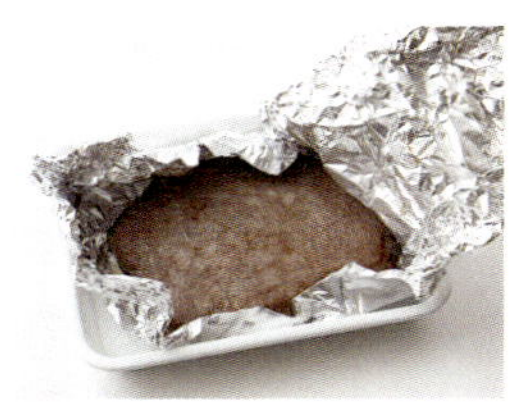

完全に冷ましてから、乾燥しないようアルミホイルに包んで保存容器に入れ、ふたをして冷蔵庫へ。食べるときは冷たいままスライスし、常温に 10 分ほどおいてから食べるとおいしい。

冷蔵庫で４～５日保存可能

●肉食やせ！調理ポイント●

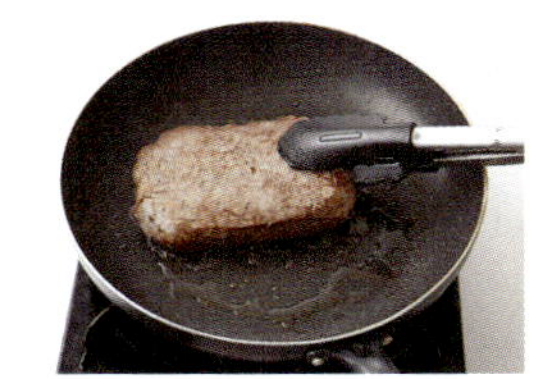

全体に焼き色をつける。肉が薄い場合は焼き時間を 30 秒ほど短く、厚い場合は側面も焼くなどして調整を。

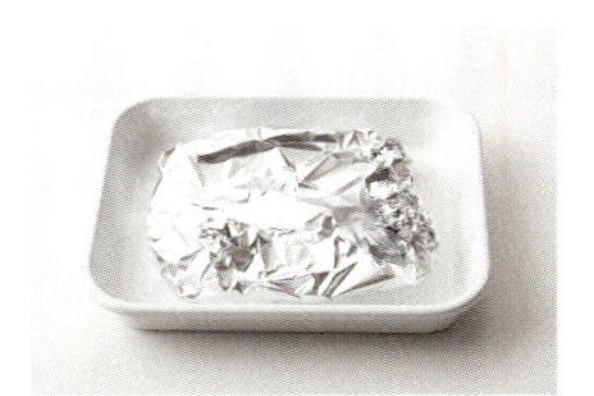

アルミホイルに包み、火のそばなど温かい場所において余熱で火を通す。

ARRANGE RECIPE

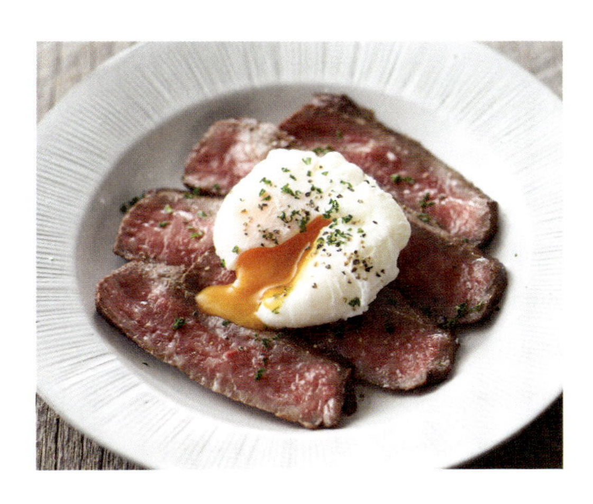

とろりとした卵黄がソースがわりに

ローストビーフのポーチドエッグのせ

[材料・1人分]

ローストビーフ（p28 参照）……スライス６枚
卵……１個
A｜酢……大さじ１
　｜塩……小さじ½
バター ……大さじ１
パセリ（みじん切り）……各適量

[作り方]

1 ポーチドエッグを作る。鍋に湯 1.2ℓ を沸かし、Aを加える。器に卵を割り入れ、湯の中にそっと入れる。卵白を箸で寄せながら、弱火で３分ゆで、網じゃくしですくう。

2 ローストビーフを器に盛り、塩、こしょう各少々（分量外）をふり、バター、ポーチドエッグをのせ、パセリ、あらびき黒こしょう（分量外）を散らす。

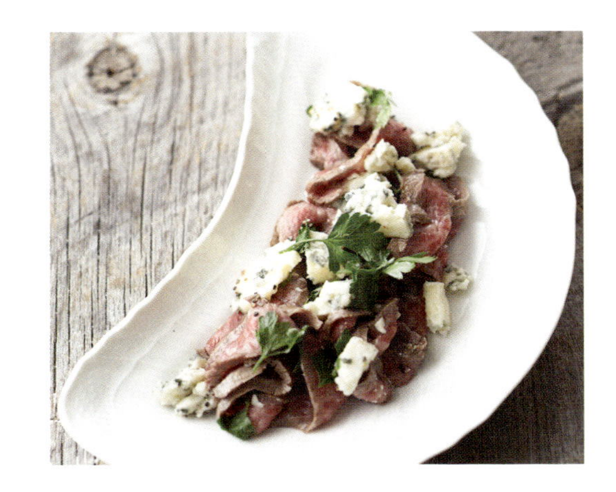

チーズの塩けが味つけに。赤ワインによく合う

ローストビーフのブルーチーズあえ

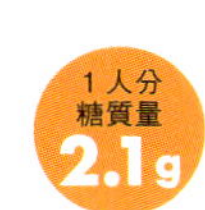

[材料・1人分]

ローストビーフ（p28 参照）……200ｇ
ブルーチーズ……20ｇ
＊チーズは好みのものでかまいません。
イタリアンパセリ……３枚
A｜レモン汁……小さじ１
　｜オリーブオイル……小さじ１
　｜塩、こしょう……各少々

[作り方]

1 ローストビーフは約４㎜厚さに、ブルーチーズは薄切りにする。イタリアンパセリは刻む。

2 ボウルに１を入れ、Aであえる。

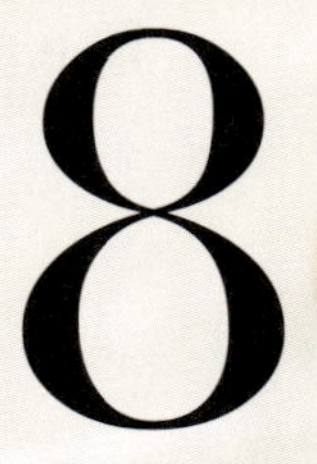

豚肉と卵が一緒にしっかりとれる炒めもの

野菜はゴーヤが低糖質

ゴーヤチャンプルー

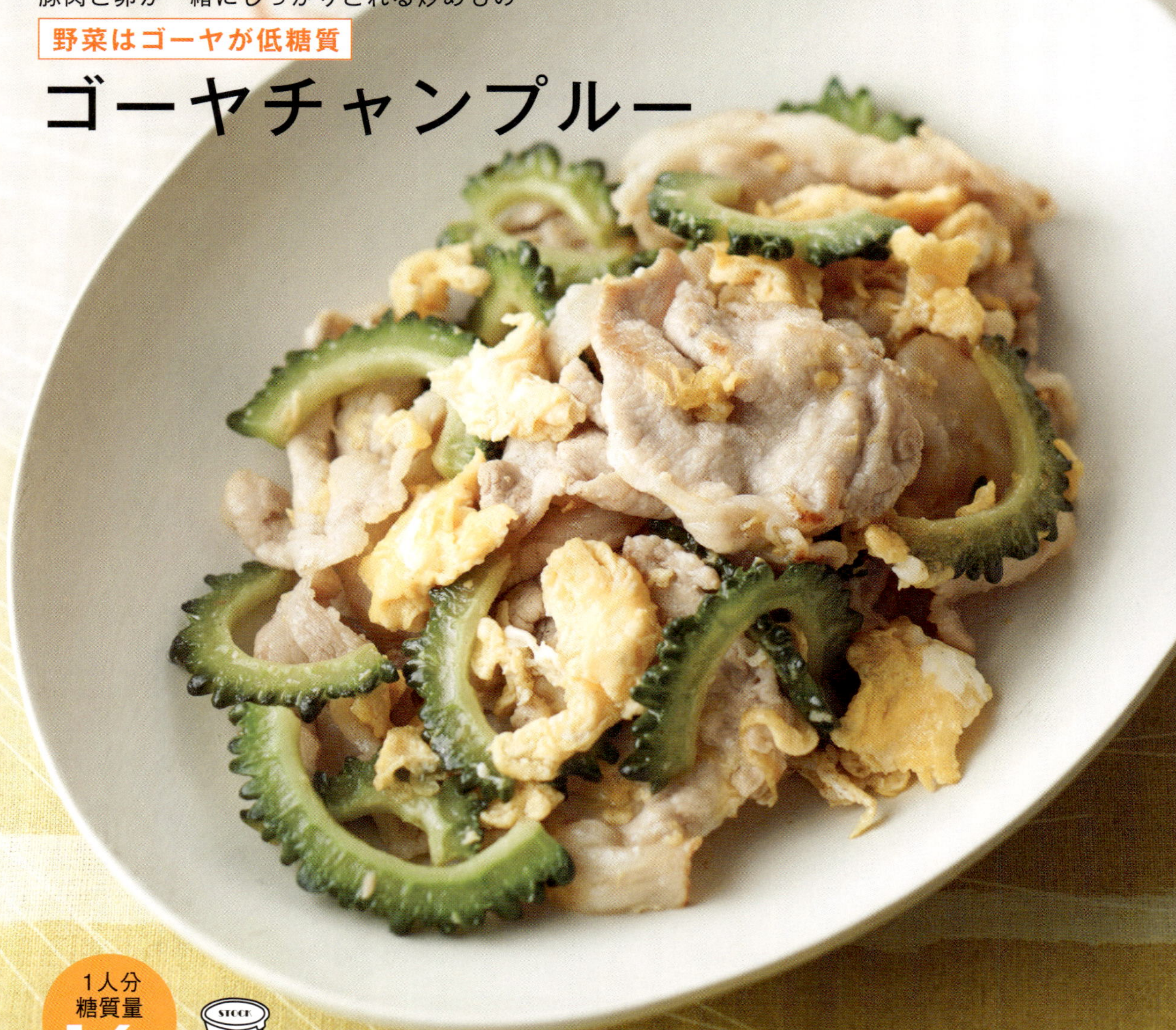

1人分
糖質量
1.6g

冷蔵庫で4～5日保存可

[材料・1人分]

豚ロース薄切り肉……200g
ゴーヤ……⅓本
卵……1個
ラード……大さじ1
ごま油……小さじ1
酒……小さじ1
塩、こしょう……各適量

[作り方]

1 ゴーヤは縦半分に切ってわたを除き、3㎜厚さに切り、塩をまぶして軽くもみ、さっと洗ってキッチンペーパーで水けを拭く。豚肉は長さを半分に切る。

2 フライパンにラードを入れて弱めの中火で熱し、豚肉を炒める。色が変わったら塩、こしょうしてとり出す。

3 同じフライパンにごま油（またはラード少々）を足し、ゴーヤをさっと炒める。2の肉を戻し入れ、酒、塩、こしょうをふって強火にし、割りほぐした卵を回し入れ、全体に炒め合わせる。

買い物に行けなかった日はコレ！

肉系の缶詰が活躍

スパムとキャベツのチャンプルー

塩分が気になる方は、
減塩タイプのスパムがおすすめ。

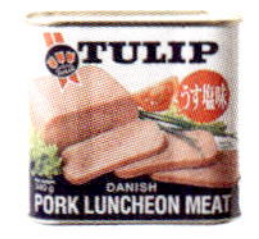

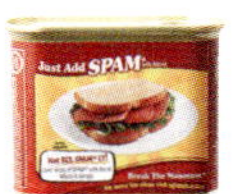

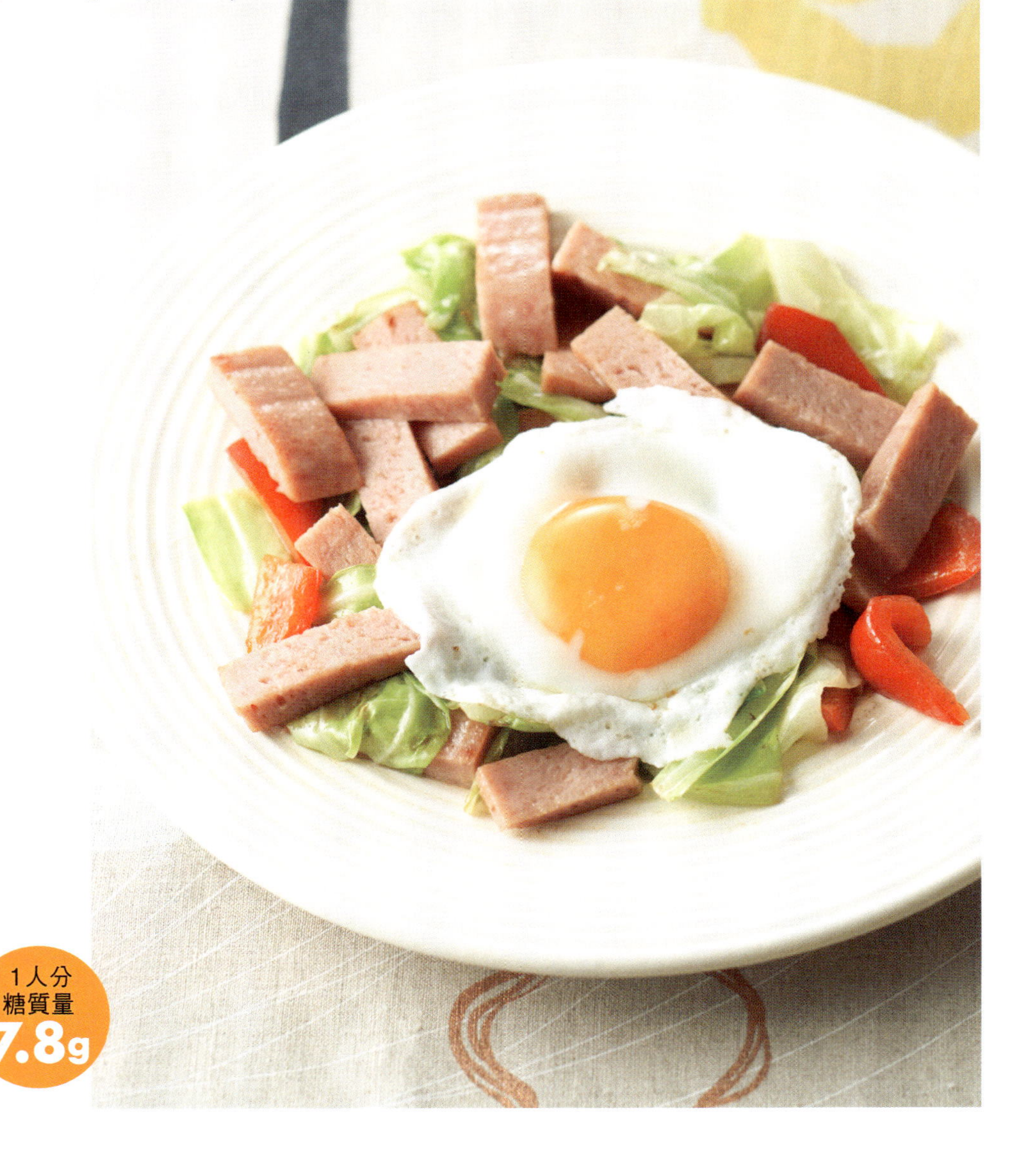

1人分
糖質量
7.8g

［ 材料・1人分 ］

スパム（減塩タイプ）……120g
キャベツ……2枚
パプリカ（赤）……⅙個
卵…1個
バター……大さじ2
酒……小さじ1
塩、こしょう……各適量

［ 作り方 ］

1 スパムは8㎜厚さの短冊に切る。キャベツはざく切り、パプリカは細く切る。

2 フライパンにバター大さじ1½を入れて中火にかけ、野菜をさっと炒め、スパムを加える。酒と、塩、こしょう各少々で調味し、器に盛る。

3 2のフライパンをキッチンペーパーで拭き、残りのバターを中火で熱し、卵を割り入れて目玉焼きを作る。2の上にのせる。

9

糖質オフビールのつまみに最高！

ラム肉はダイエットの味方

ジンギスカン

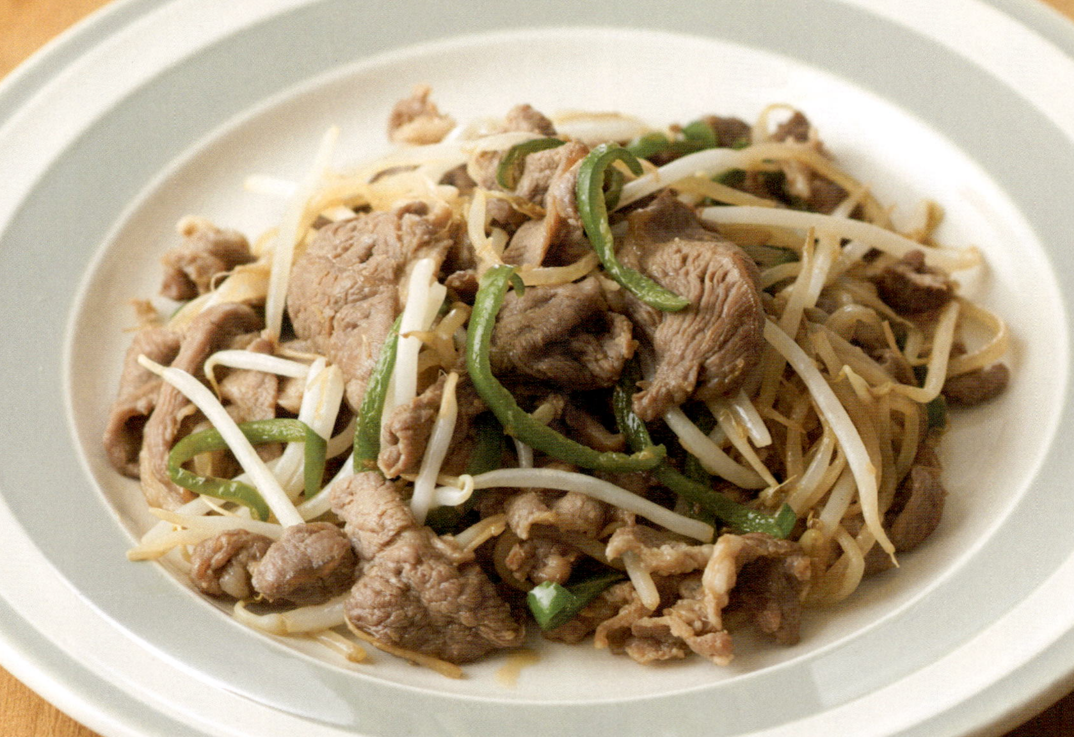

column・肉の栄養

[ラム肉]

ラム肉のいちばんの特徴は、アミノ酸の一種であるL-カルニチンが豊富なこと。L-カルニチンは体内での脂肪燃焼に大きな役割を果たす成分で、エネルギー工場である細胞内のミトコンドリアに脂肪を運ぶ、いわばキャリアの働きをしています。そのほかにも、鉄分や亜鉛などのミネラル分も豊富です。

1人分
糖質量
6.7g

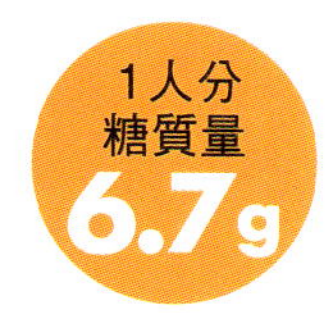

[材料・1人分]

ラム切り落とし肉……200g

A
- しょうゆ……大さじ1½
- 酒……小さじ2
- 糖質ゼロの甘味料(ラカントなど)……小さじ1～2
- にんにく(すりおろし)……1かけ分

ピーマン……1個

もやし……100g

バター……大さじ2

塩、こしょう……各少々

[作り方]

1 ボウルにAを合わせてまぜ、ラム肉を入れて5分ほどつける。ピーマンはへたと種を除き、細切りにする。

2 フライパンを弱めの中火で熱してバターをとかし、もやし、ピーマンを炒める。野菜がしんなりしたらフライパンの端に寄せ、1のラムを入れて焼く。

3 肉の色が変わったら、ボウルに残ったつけ汁も加え、全体に炒め合わせ、塩、こしょうで味をととのえる。

STOCK

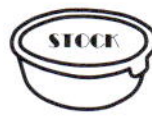

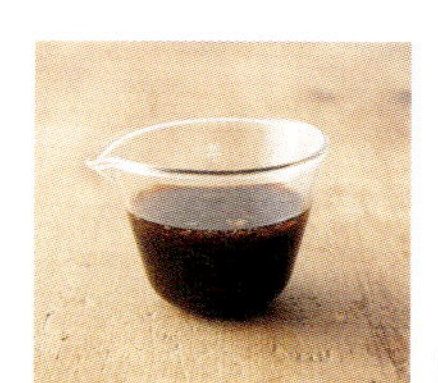

ジンギスカンのたれは、にんにくをきかせて甘味は糖質ゼロ甘味料を使用。多めに作って冷蔵庫に保存しておくと便利。

冷蔵庫で約2週間保存可

ラムチョップを使ったメニュー

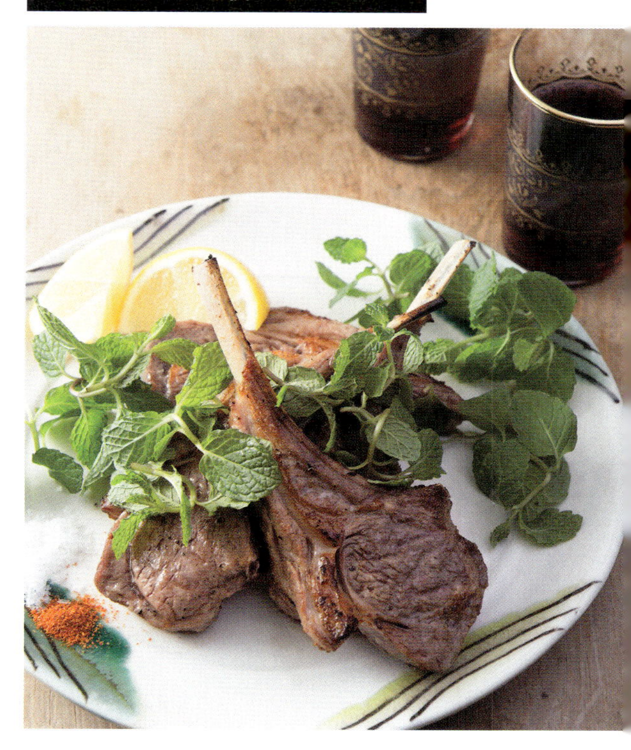

骨つきラム肉なら、
シンプルに焼くだけで豪華メニューに

ラムチョップ　グリルミント

1人分
糖質量
1.4g

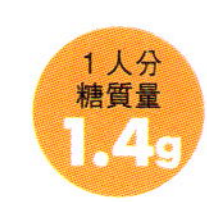

[材料・2人分]

ラムチョップ……8本

A
- にんにく(すりおろし)……1かけ
- 油(おすすめはラードかバター)……大さじ2～3
- 白ワイン……大さじ1
- 塩……大さじ½
- こしょう……適量

ミント(生)、レモン、塩、一味とうがらし……各適量

[作り方]

1 ラム肉は骨近くの脂肪と肉の間に切り目を入れ、ポリ袋などに入れてAを加え、よくからめて20分ほどおく。

2 魚焼きグリルを熱し、1の肉をのせ、強火で3分ほど焼き、裏返してさらに3分焼く。

3 肉をとり出し、アルミホイルで包んで15分ほどそのままおいて肉汁を閉じ込める。

4 器に盛り、ミントを散らし、レモン、塩、一味とうがらしを添える。(堤)

焼いてもゆでても煮てもおいしい！

まとめ買いして作りおきが◎

塩豚 10

1人分
糖質量
0.2g

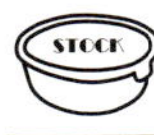

冷蔵庫で約6日保存可

●肉食やせ！
調理ポイント●

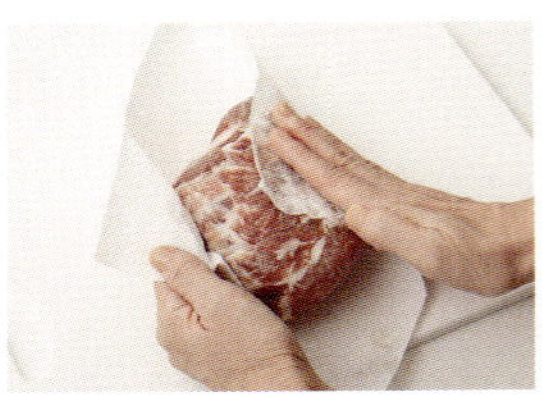

保存する間に出た水分は、くさみや傷みのもとになるので、キッチンペーパーでしっかり拭きとる。

[材料・作りやすい分量]

豚肩ロースかたまり肉……500ｇ
塩（できれば天然塩）
……小さじ２～大さじ１（10～15ｇ）

＊塩の分量は、豚肉の重さの２～３％を目安に。

[作り方]

1 豚肉の表面にフォークで数カ所穴をあける。

2 塩を豚肉全体にまぶしつけ、ラップに包んで冷蔵庫で１日以上おく。この状態で６日間保存できる。

塩豚を
焼いて

肉のうまみがぎゅっと凝縮。
ハムのような食感と味わい

塩豚のロースト

[材料・1人分]

塩豚（上記参照）……200g
バター……大さじ1
にんにく（薄切り）……１かけ分
白ワイン……小さじ2
あらびき黒こしょう……適量
好みの生野菜…適量

[作り方]

1 塩豚は１㎝幅に切る。

2 フライパンにバター、にんにくを入れて弱火で熱し、香りが出たらにんにくをいったんとり出す。

3 2のフライパンに豚肉を入れ、中火で両面を焼いて火を通す。にんにくを戻し入れ、ワインをふって香ばしく焼く。

4 器に盛り、あらびきこしょうをふって生野菜を添える。

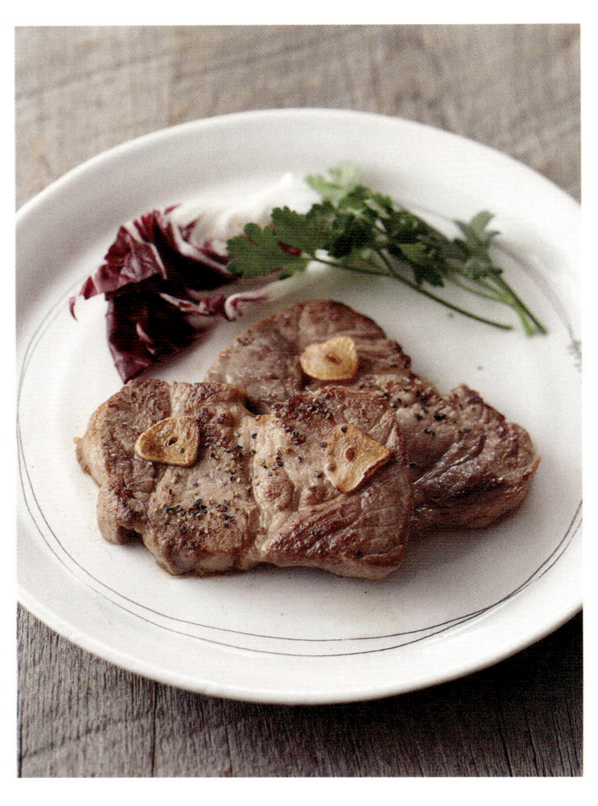

塩豚を
ゆでて

塩豚をゆでればさらに保存性アップ。
好みのたれでどうぞ

ゆで塩豚

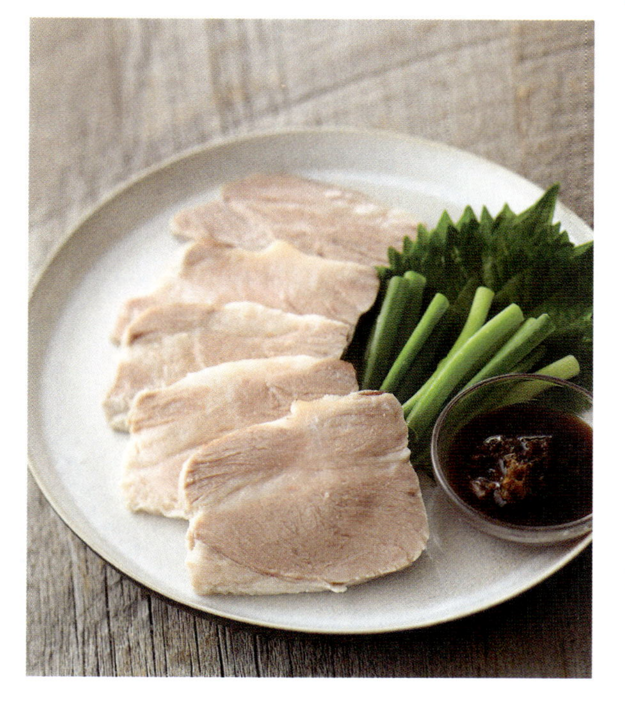

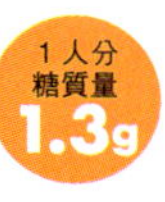

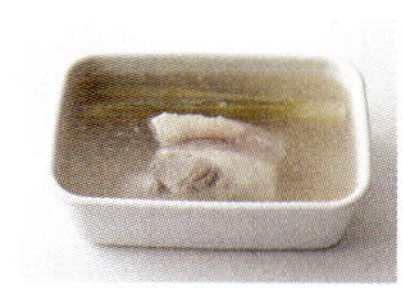

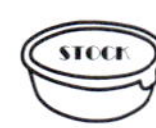

冷蔵保存する場合は、肉が乾燥しないよう、ゆで汁にひたしたままで。

冷蔵庫で約1週間保存可

[材料・作りやすい分量]

塩豚（p34 参照）……全量
長ねぎ（青い部分）……1本分
しょうが……2切れ
青じそ、万能ねぎ……各適量
好みのたれ〈しょうがじょうゆ（p21 参照）〉
……各適量

[作り方]

1 鍋に塩豚、ねぎ、しょうがを入れ、肉がかぶる程度の水を注いで中火にかける。煮立ったらアクをすくい、弱火で 30 分ほどゆでる。火を止めてそのまま冷めるまでおく。

2 鍋から豚肉をとり出し、食べやすい大きさに切り分けて器に盛る。青じそ、5cm長さに切った万能ねぎを添え、好みのたれで食べる。

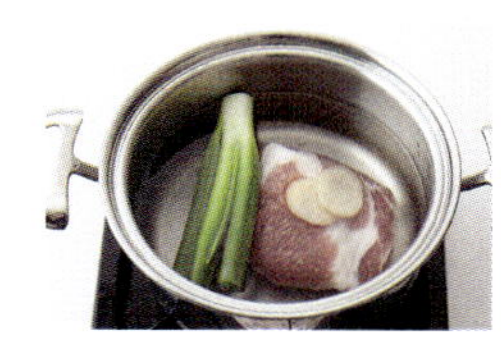

●肉食やせ！
調理ポイント●

長ねぎ、しょうがなどの香味野菜と一緒にゆでると、風味よく仕上がる。

塩豚を
煮て

塩豚をゆでた汁が、おでんの
いいだしになります

塩豚の即席おでん

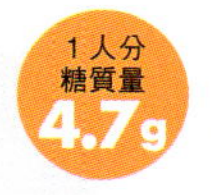

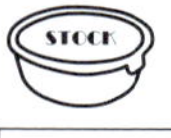

冷蔵庫で4～5日保存可

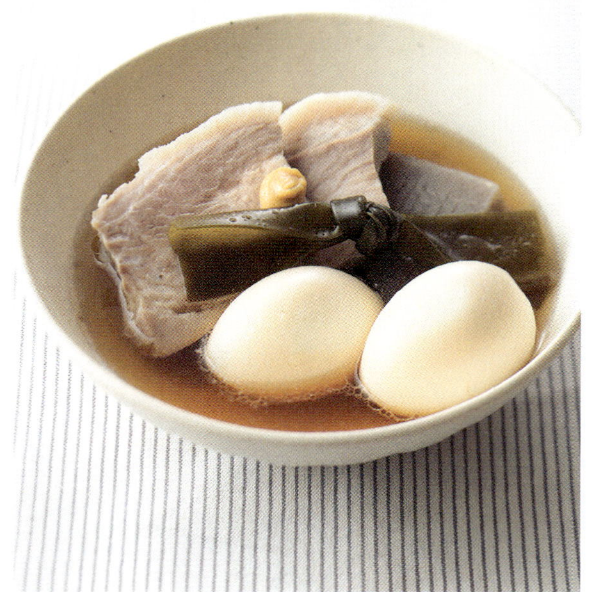

[材料・1人分]

ゆで塩豚（上記参照）……120g
塩豚のゆで汁……350mℓ
こんにゃく（三角形に切ったもの）……¼枚分
結びこんぶ（おでん用）……1本
ゆで卵……2個
薄口しょうゆ……小さじ2
ねりからし……適量

[作り方]

1 こんにゃくは熱湯をかけてくさみをとり、表面に格子状に切り込みを入れる。ゆで塩豚は 1.5cm幅に切る。

2 鍋に塩豚のゆで汁、こんにゃく、結びこんぶ、ゆで卵を入れて火にかける。煮立ったらゆで塩豚、しょうゆを入れて4～5分煮る。器に盛り、ねりからしを添える。

どれを選んでも間違いなしの肉やせメニュー

毎日肉をしっかり食べるには、メニューの幅をぜひ広げましょう。
牛肉、豚肉、鶏肉、ひき肉の肉別に、低糖質のメニューをご紹介します。
作りおきできるものもあるので、ストックメニューにも活用してください。

Beef

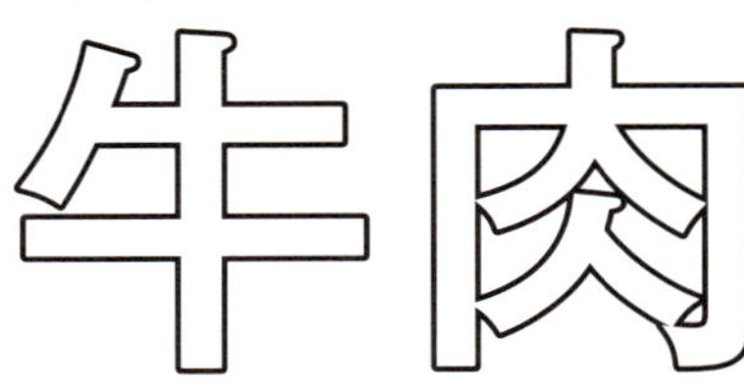

牛肉の糖質量→部位にもよりますが、100g あたり 0.1 ～ 0.5g。
＊作りおきできるメニューは、冷蔵庫で４～５日間保存可。

貧血予防には牛肉を。鉄分やビタミン B_{12} など、造血作用のある栄養素が豊富

鉄分は血液の成分であるヘモグロビンを作る重要な栄養素です。肉では特に牛肉に多く、鶏肉や豚肉の３～４倍含まれています。
ほうれん草やひじきなどにも鉄分は多く含まれていますが、植物性の鉄分は非ヘム鉄といって体に吸収されにくい形です。動物性はヘム鉄といって、植物性に比べて約７倍も吸収がよく、効率的に体内で働きます。さらに、牛肉には「造血ビタミン」といわれるビタミン B_{12} も豊富です。若い女性の方には特に牛肉をしっかり食べることをおすすめします。

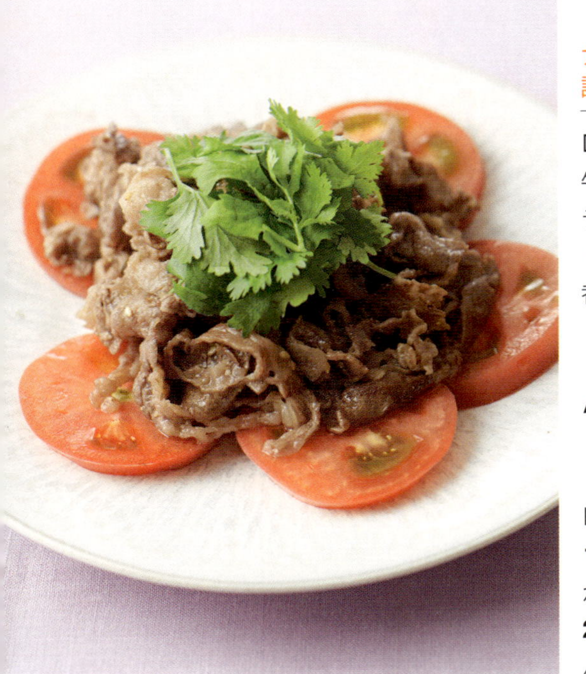

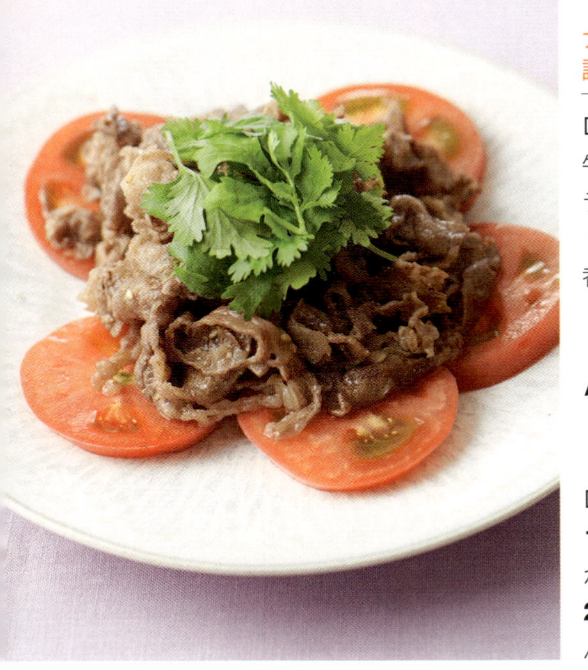

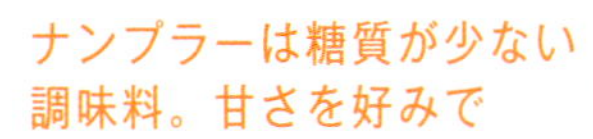

ナンプラーは糖質が少ない調味料。甘さを好みで

牛肉のナンプラー炒め

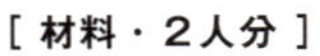

［ 材料・２人分 ］

1人分糖質量 5.4g　STOCK

牛切り落とし肉……400g
ラード……小さじ2
トマト……小2個
香菜……好みの量
A
　ナンプラー……大さじ1
　レモン汁……小さじ2
　糖質ゼロの甘味料（ラカントなど）……小さじ2
　白すりごま……小さじ4
　こしょう……少々

［ 作り方 ］

1　フライパンにラードを入れて中火で熱し、牛肉を炒める。肉の色が変わったら A を加えてまぜる。

2　トマトは輪切りにして器に並べ、１を中央に盛る。香菜の葉を摘んでのせる。（新井）

牛肉もレタスも加熱しすぎないのが上手に作るコツ

牛肉とレタスのオイスターソース炒め

[材料・2人分]

牛こまぎれ肉……200g
レタス……½個
A
オイスターソース……大さじ1
しょうゆ……大さじ½
こしょう……少々
油(おすすめはラードかバター)……大さじ1

1人分
糖質量
3.3g

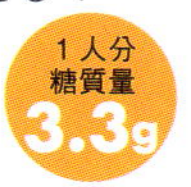

[作り方]

1 レタスは一口大にちぎり、ふきんで包み、上下に振って水けをよくきる。Aはまぜておく。

2 フライパンに油を熱し、強火で牛肉を炒め、色が変わったらAを加えて手早く味をなじませる。

3 レタスを加え、しゃきしゃきした歯ごたえが残る程度にさっと炒め合わせる。(検見﨑)

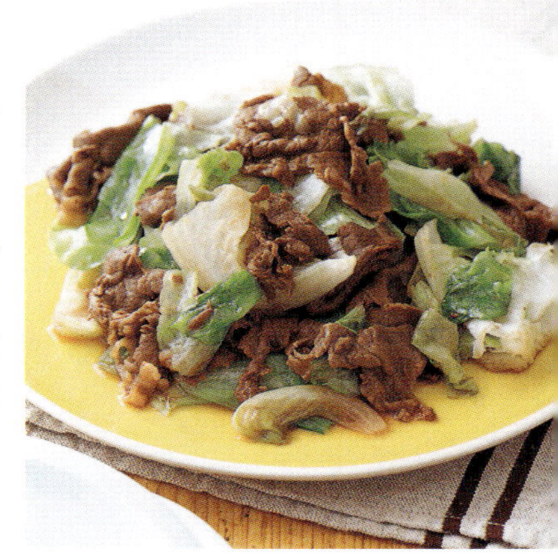

MECに欠かせないステーキです。バターしょうゆ味

和風ステーキ

1人分
糖質量
4.0g

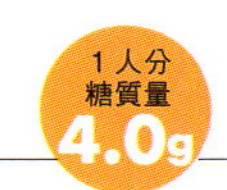

[材料・2人分]

牛肉(ステーキ用)……2枚(250g)
A 塩、あらびき黒こしょう……各少々
牛脂……2cm角1個
バター、しょうゆ……各小さじ2
ねりわさび……適量
もやし……1袋
ししとうがらし……10本

[作り方]

1 牛肉は冷蔵庫から出して室温に戻し、焼く5分前に両面にAをふる。もやしはあればひげ根をとり、水にはなしてから水けをきる。

2 フライパンを熱して牛脂をとかし、牛肉を入れる。焼き目がついたら裏返し、好みの焼き加減になったら、鍋肌からバター、しょうゆを加えて手早く肉にからめて火を止める。まな板にとり出してそのまま約1分おき、厚めに切る。

3 フライパンに残った油を熱し、もやし、ししとうを入れてさっと炒める。器にもやしを盛り、牛肉をのせ、わさびをのせ、ししとうを添える。(井澤)

味つけは最後に。糖質ゼロでも甘味料はひかえめに使って

牛バラ肉のみそ炒め

[材料・2人分]

牛バラ肉……400g
長ねぎ……1本
ごま油(またはラード)……大さじ1
A
みそ……大さじ2
にんにく(すりおろし)……少々
糖質ゼロの甘味料(ラカントなど)……大さじ1
酒……小さじ2

[作り方]

1 牛肉は食べやすい大きさに切る。ねぎは7mm幅の斜め切りにする。

2 フライパンにごま油を弱めの中火で熱し、ねぎをさっと炒めて牛肉を入れる。肉に火が通ったら、合わせたAを加えてさっと炒める。(新井)

1人分
糖質量
5.4g

STOCK

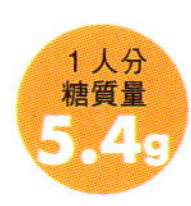

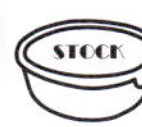

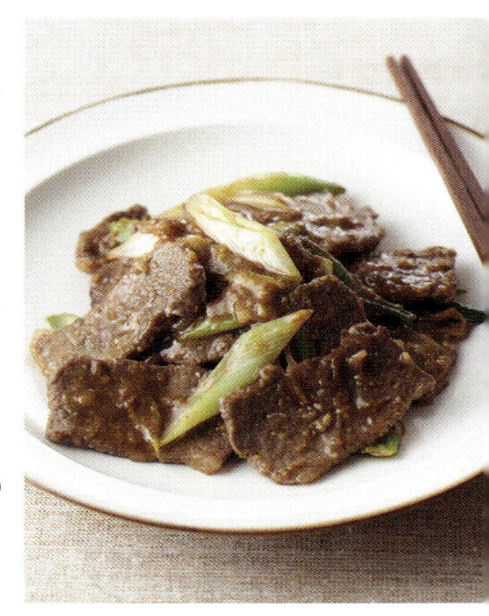

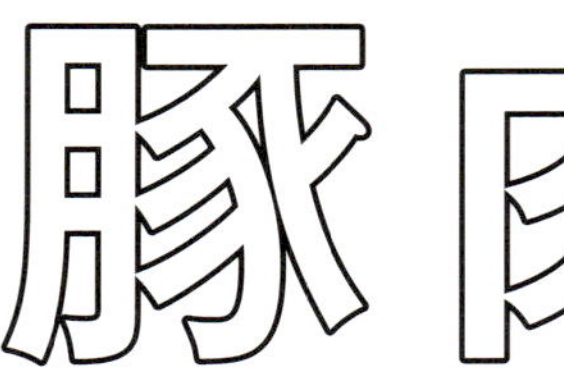
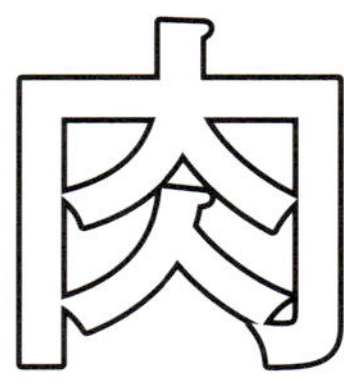

Pork 豚肉

豚肉の糖質量→部位にもよりますが、100gあたり0.1〜0.2g。
＊作りおきできるメニューは、冷蔵庫で4〜5日間保存可。

**疲労回復には豚肉がおすすめ!!
「疲労回復ビタミン」といわれる
ビタミンB_1が食品中でダントツ**

ビタミンB_1は疲れの原因といわれる乳酸をとり除き、エネルギー代謝をスムーズにする働きがあります。そのため、昔から疲労回復、滋養強壮の食品とされてきました。特に運動をする人や、立ち仕事などの体力を使う仕事の人にはおすすめの肉です。
ビタミンB_1は体内で非常に吸収されにくい栄養素ですが、玉ねぎ、にんにく、長ねぎなどに含まれる香り成分「硫化アリル」と結びつくと吸収率がぐんとアップします。

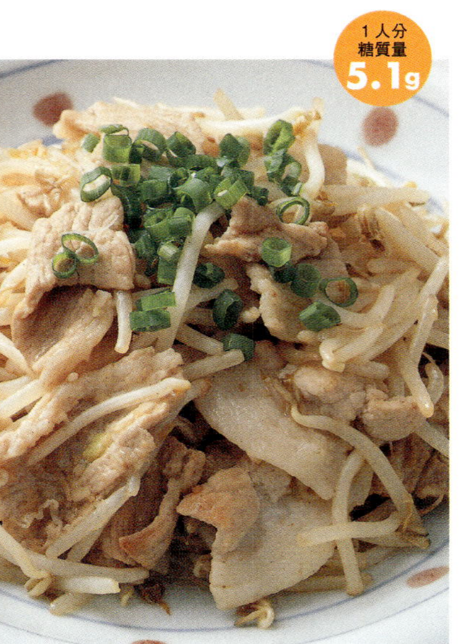

1人分 糖質量 5.1g

もやしと豚肉の簡単炒め

もやしを加えたら、一気に炒めて仕上げると水っぽくならない

[材料・1人分]

豚薄切り肉……100g
もやし……1袋
しょうが(薄切り)……2枚
A
- 酒……小さじ2
- 塩……少々

B
- しょうゆ……小さじ1
- 鶏ガラスープの素(顆粒)……小さじ1
- 塩、こしょう……各少々

油(おすすめはラードかバター)……大さじ1
ごま油……小さじ1
万能ねぎ(小口切り)……少々

[作り方]

1 もやしはひげ根をとる。豚肉は一口大に切り、Aをからめて下味をつける。Bを合わせる。
2 フライパンに油を熱してしょうがを入れ、香りが立ってきたら豚肉を加え、炒める。
3 豚肉の色が変わったら、もやしを加えて手早く炒め合わせ、Bを加えて調味する。風味づけにごま油を回し入れて大きくまぜ、火を止める。器に盛り、万能ねぎを散らす。(フード・アイ)

ピリ辛味の中華風鍋もの

食べるラー油のかわりにラー油を使っても。野菜の量は好みで調節

[材料・3人分]

豚こまぎれ肉……300g
キャベツ……1/8個
もやし……1袋
万能ねぎ……1/2束
しめじ……1パック
もめんどうふ……1丁
A
- 食べるラー油(市販品)……大さじ4
- しょうゆ……小さじ2
- 塩……小さじ1
- 水……3カップ

＊ラー油の場合は、大さじ2程度で。

[作り方]

1 キャベツは大きめのざく切り、万能ねぎは4〜5cm長さに切る。しめじは石づきを除いて小房に分ける。
2 鍋にAと、とうふはスプーンで大きめにすくって入れ、火にかける。
3 煮立ったら豚肉、野菜、しめじを入れ、煮ながら食べる。(ダンノ)

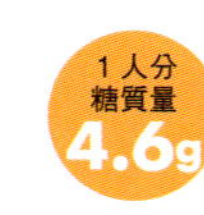

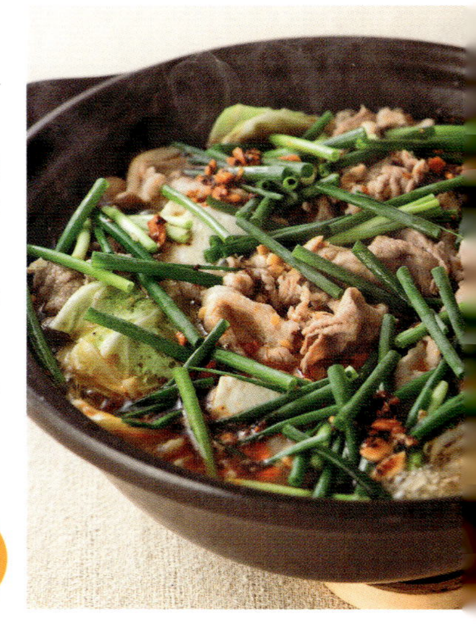

梅の酸味で食欲増進。豚肉がたくさん食べられます

豚肉とキャベツの梅かつお蒸し

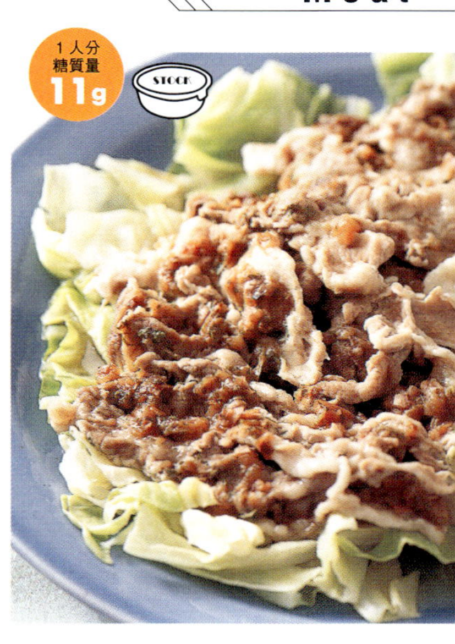

1人分糖質量 11g

STOCK

[材料・3人分]

豚薄切り肉……300g
キャベツ……1/4個
梅干し……5個
青じそ……4枚
削り節……1/4カップ
A みりん、水……各1/4カップ
　しょうゆ、酒……各大さじ1/2

[作り方]

1 梅干しは種を除いて包丁でこまかくたたく。青じそはみじん切りにする。

2 1と削り節、Aをまぜ合わせる。

3 豚肉を広げ、2をスプーンなどで塗る。

4 大皿にざく切りにしたキャベツを敷き、3を均一に並べる。蒸気の上がった蒸し器に入れ、強火で約10分蒸す。電子レンジを使うなら、ラップをふんわりかけて5～6分加熱する。（みなくち）

＊みりんや酒の糖質が気になる方は、糖質ゼロの酒を使ってください。

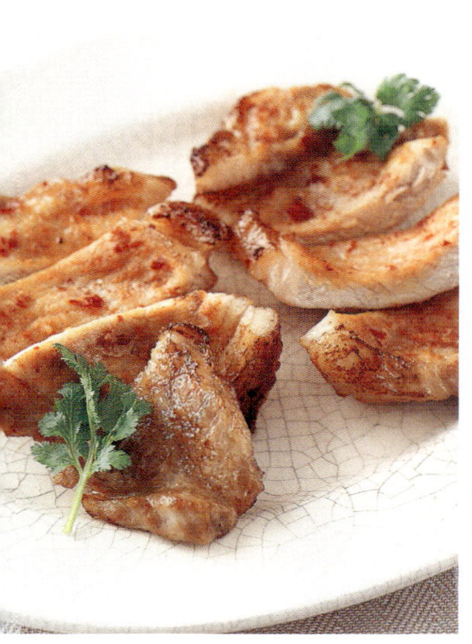

さめてもおいしい。お弁当のおかずにもおすすめです

豚肉の中華風つけ焼き

[材料・2人分]

豚ロース厚切り肉……4枚
A オイスターソース……大さじ2
　酒……大さじ1
　豆板醤……小さじ1
　にんにく（すりおろし）
　　……小さじ1/2

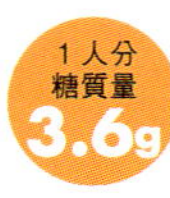

1人分糖質量 3.6g

STOCK

[作り方]

1 豚肉は筋切りし、まぜ合わせたAをからめて5～6分おく。

2 オーブントースターの天板にアルミホイルを敷いて1の肉をのせ、14～15分焼いて中まで火を通す。

3 2を食べやすく切り分けて器に盛り、あれば香菜を飾る。（検見﨑）

調味料をからめてオーブントースターで焼くだけ。酒のつまみによし！

豚肉とねぎの塩焼き

[材料・2人分]

豚切り落とし肉……400g
長ねぎ……2本
A 酒……大さじ2
　ごま油（またはラード）……大さじ1
　塩……小さじ2/3
粉ざんしょう……少々

[作り方]

1 豚肉と、斜め薄切りにしたねぎを合わせ、Aを加えてよくもみ込む。

2 オーブントースターの天板にアルミホイルを敷いて1を平らに広げ、12～15分こんがり焼く。

3 器に盛り、粉ざんしょうをふる。

（検見﨑）

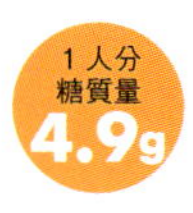

1人分糖質量 4.9g

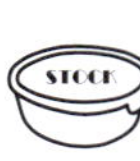

STOCK

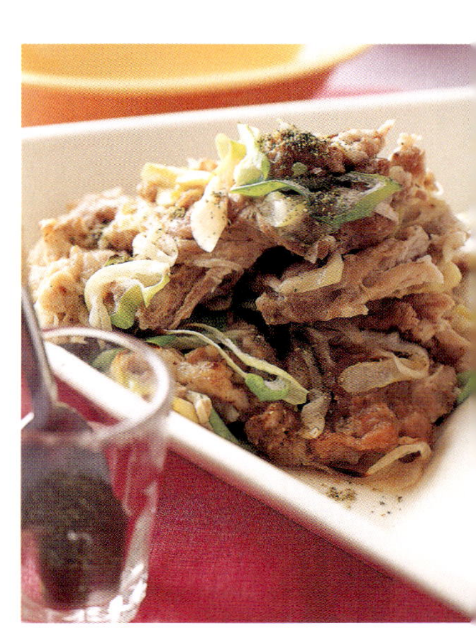

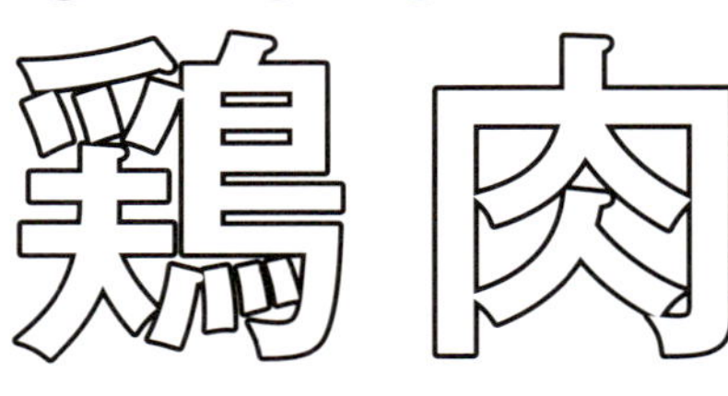

Chicken 鶏肉

鶏肉の糖質量→100ｇあたり0〜0.2ｇ。
＊作りおきできるメニューは、冷蔵庫で４〜５日間保存可。

ビタミンＡが豊富なので、風邪ぎみのときに◎。鶏胸肉には、話題の「抗疲労アミノ酸」が豊富

ビタミンＡは皮膚粘膜を保護、修復する働きを持つビタミンです。そのため、インフルエンザの季節などは鶏肉をしっかり食べて風邪予防。またひいてしまった風邪も、のどや鼻の炎症を早く治したいなら鶏肉を食べましょう。
さらに、最近話題なのが、抗疲労物質の「イミダペプチド」。不眠不休で飛び続ける渡り鳥のパワーの秘密とされ、鶏胸肉に多く含まれています。実はこの成分は人にももちろんあるのですが、加齢とともに失われ、50代では10代の約半分に。肉をしっかり食べて疲れ知らずの体を手に入れましょう。

１人分
糖質量
2.0g

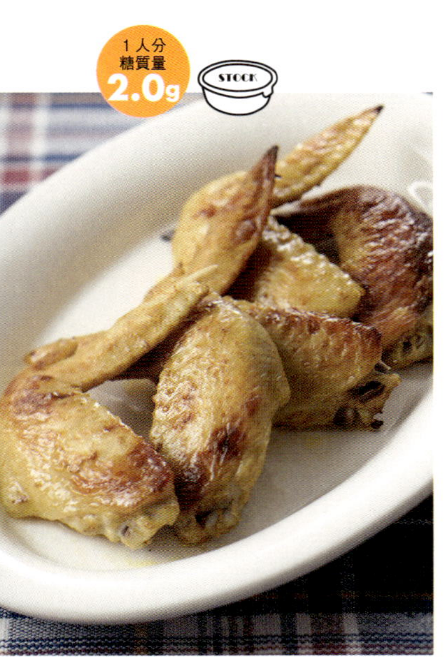

ヨーグルトにつけることで、肉がふっくらとやわらかくなります

タンドリーチキン

［ 材料・２人分 ］

鶏手羽先……10本
塩……小さじ２
こしょう……少々
A
- プレーンヨーグルト……大さじ６
- にんにく（すりおろし）、しょうが（すりおろし）……各適量
- カレー粉……大さじ１
- チリパウダー……小さじ１

バター……小さじ２

［ 作り方 ］

1 手羽先は骨の間に切り込みを入れ、塩、こしょうを表面にまぶしつける。
2 ビニール袋に１とＡを入れ、袋ごとよくもんで味をなじませ、冷蔵庫で２時間以上おく。
3 鶏肉をとり出してキッチンペーパーで汁けを拭く。アルミホイルを敷いた天板に並べ、バターを１つずつの表面に塗る。オーブントースター（またはグリル）で両面をこんがりと焼く（途中で一度裏返し、焦げそうならアルミホイルをかぶせて焼くといい）。（新井）

粉ざんしょうは使える香辛料のひとつ。さわやかな香りと辛みが特徴

鶏もも肉とねぎのさんしょう炒め

［ 材料・２人分 ］

鶏もも肉……１枚（300ｇ）
長ねぎ……２本
A
- 塩……少々
- 粉ざんしょう……小さじ¼
- 酒……大さじ１

塩、粉ざんしょう……各少々
油（おすすめはラードかバター）……大さじ½

［ 作り方 ］

1 鶏肉は筋を切って余分な脂肪をとり、１cm厚さのそぎ切りにしてから大きめの一口大に切り、Ａをもみ込む。長ねぎは１cm幅の斜め切りにする。
2 フライパンに油を熱し、鶏肉を入れて強火でこんがりと炒める。長ねぎを加えて炒め合わせ、ねぎがしんなりとしたら塩、粉ざんしょうをふる。（検見﨑）

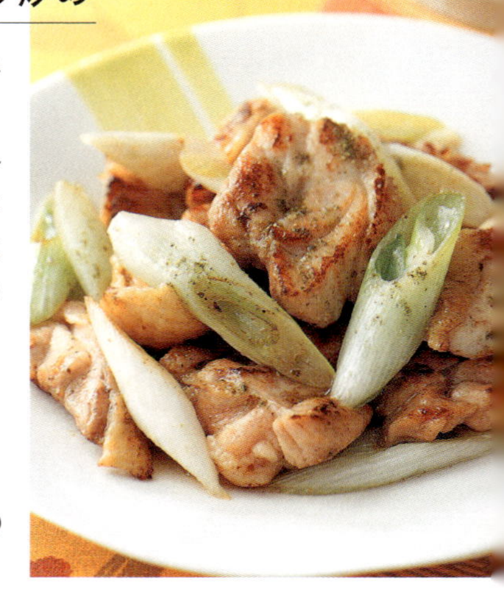

１人分
糖質量
4.3g

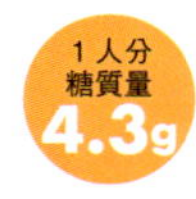

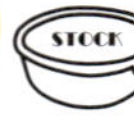

簡単に作れるトマト煮です。ベーコンも入ってうまみたっぷり

鶏肉のトマトジュース煮

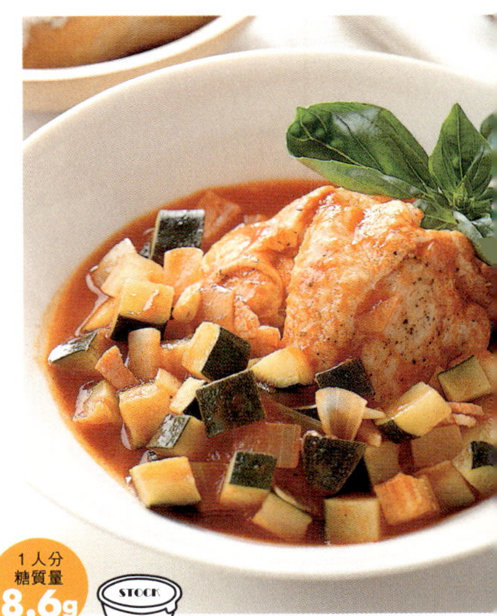

[材料・２人分]

鶏胸肉……１枚
ズッキーニ……１本
ベーコン……１枚
玉ねぎ……½個
トマトジュース……１½カップ
A
コンソメスープの素(顆粒)……小さじ１
白ワイン……大さじ１
塩、こしょう……各少々
油(おすすめはラードかバター)……小さじ２
バジル……少々

[作り方]

1 ズッキーニ、ベーコン、玉ねぎは１㎝角に切る。

2 鶏肉は大きめのそぎ切りにし、塩、こしょう各少々（分量外）をふる。

3 鍋に油を熱して鶏肉を強火で炒め、表面に焼き色がついたら１を加えてざっくり炒める。トマトジュース、Aを加えて７分煮る。

4 器に盛り、バジルを添える。（石澤）

＊トマトジュースは加糖、加塩されていないものを選んでください。

１人分糖質量 8.6g

STOCK

パサつきがちな鶏胸肉が、マヨネーズでしっとり焼きあがる

鶏肉のマスタードマヨソテー

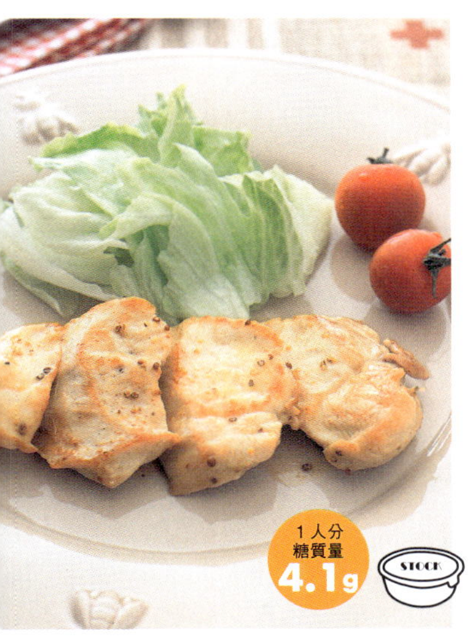

１人分糖質量 4.1g

STOCK

[材料・１人分]

鶏胸肉(皮なし)……１½枚
A
にんにく(すりおろし)……少々
こしょう……少々
塩……小さじ¼
白ワイン(または酒)……大さじ½
マヨネーズ……大さじ½
粒マスタード……大さじ¼
油(おすすめはラードかバター)……大さじ½
レタス……１枚
ミニトマト……２個

[作り方]

1 鶏肉は一口大のそぎ切りにし、Aをまぶす。

2 フライパンに油を熱し、１を並べ入れ、両面をこんがりと焼く。白ワインをふり入れ、ふたをして２分ほど蒸し焼きにする。

3 マヨネーズと粒マスタードをまぜ合わせて２に加え、火を止めて全体をざっとまぜ、器に盛る。レタスを食べやすくちぎり、ミニトマトとともに添える。（栗山）

魚焼きグリルを使えば、皮がパリパリに香ばしく焼き上がる

鶏手羽の塩グリル

[材料・１人分]

鶏手羽中……６本
塩……小さじ⅓
こしょう……少々
玉ねぎ(スライス)、クレソン……各適量

[作り方]

1 手羽中は、両端の関節に切り込みを入れ、２本の骨を切り離す。ビニール袋に入れて塩、こしょうを加え、口を閉じて振って調味料を全体になじませる。

2 あたためておいた魚焼きグリルに１を並べ、５～６分焼く。焼き色がついたら裏返して４分ほど焼く。

3 器に盛り、玉ねぎ、クレソンを添える。（脇）

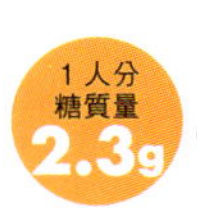

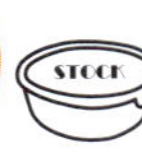

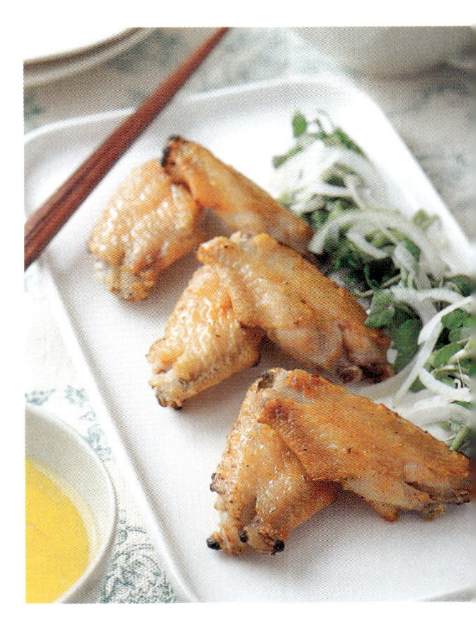

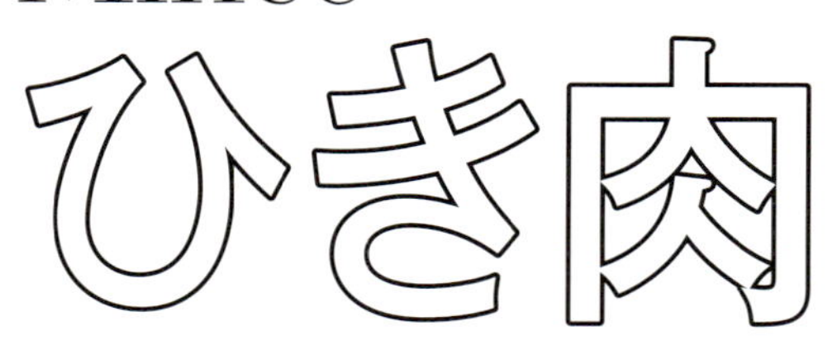

Mince ひき肉

ひき肉の糖質量→肉の種類によって異なりますが、100ｇあたり0.1～0.5ｇ。
＊作りおきできるメニューは、冷蔵庫で4～5日間保存可。

やわらかく食べやすい。かむ力の弱い高齢者の方でも抵抗なく食べられます

ひき肉には、牛ひき肉、豚ひき肉、合いびき肉（牛肉と豚肉のミックス）、鶏ひき肉があり、栄養はそれぞれの肉と同じです。
ひき肉の最大の利点はかたい部位でも細かくしているため、やわらかく食べやすいこと。入れ歯などで肉をかむのに自信がない方、かむ力が弱くなった高齢者の方などには特におすすめです。
ひき肉は普通の肉に比べて空気との接触面が多いため傷みやすいです。買ってきたらその日のうちに調理をしましょう。買いおきする場合は下味をつけて冷凍すると便利です。

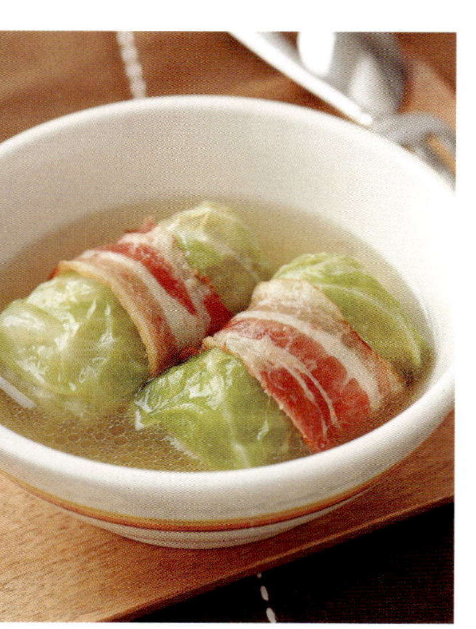

洋食の定番メニューです。きっちり巻けば煮くずれもしません

ロールキャベツ

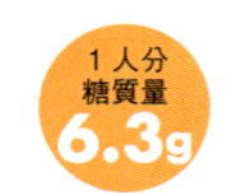

［材料・2人分］
合いびき肉……200ｇ
キャベツ……4枚
玉ねぎ……¼個
ベーコン……4枚
A　塩……小さじ⅓
　こしょう……少々
　酒……大さじ1
B　コンソメスープの素（顆粒）……小さじ1
　塩……小さじ⅓

［作り方］
1　キャベツは熱湯でゆでて冷水にとり、水けをきって軸の厚みをそぎとる。
2　玉ねぎ、切りとったキャベツの軸はみじん切りにする。
3　ボウルにひき肉、2、Aを入れてよくまぜ、4等分して俵形にまとめる。
4　キャベツを1枚ずつ広げ、手前に3をのせ、片側を折りたたんで巻き、もう片方の葉は中に押し込む。ベーコンで巻き、つまようじでとめる。
5　鍋に水2カップ、Bを入れて強火にかける。煮立ったら4を並べ入れ、10分煮る。ようじをとって汁ごと盛る。（重信）

目先を変えておつまみ風に。ザーサイの塩けが味のアクセント

豚ひき肉のくし焼き

［材料・2人分］
豚ひき肉（できれば赤身）……400ｇ
長ねぎ……20㎝
ザーサイ（味つき）……60ｇ
豆板醤……好みの量

［作り方］
1　ねぎ、ザーサイはみじん切りにする。
2　ひき肉に1を加えてよくまぜ、12等分する。10～12㎝長さの竹ぐし12本に均等に平たくつける。
3　オーブントースターの天板にアルミホイルを敷いて2を6本並べ、途中で裏返し、約10分焼く。残りも同様に焼いて器に盛り、豆板醤を添える。（検見﨑）

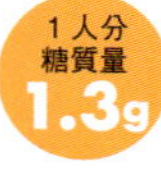

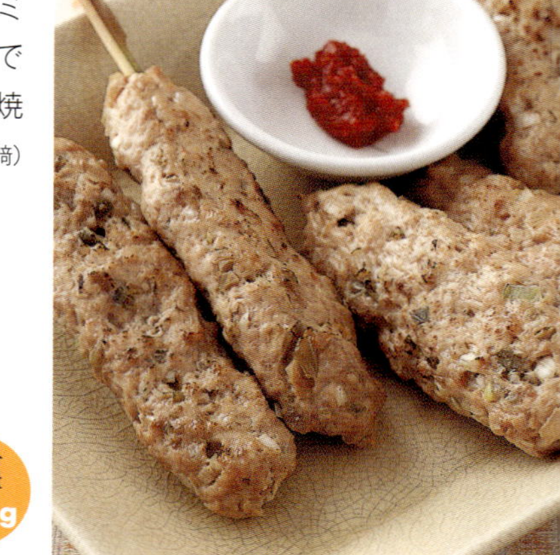

トレーから出した形をそのまま
生かして、ピザ風に焼き上げる

合いびき肉のチーズ焼き

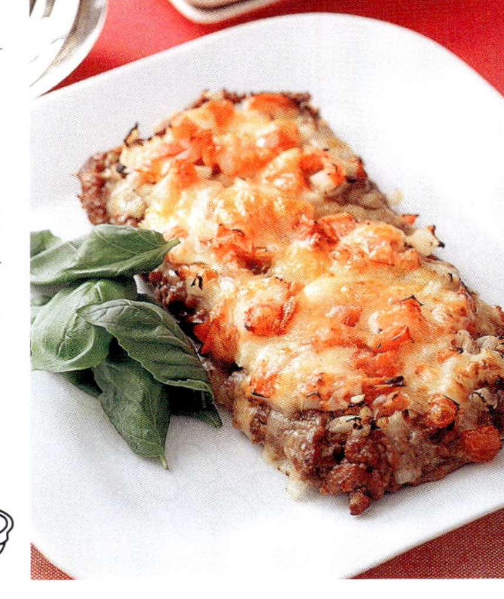

[材料・２人分]

合いびき肉……200ｇ
トマト……½個
ピザ用チーズ……40ｇ
玉ねぎ(あらみじん切り)
……¼個分
塩、こしょう……各少々
バジル……少々

[作り方]

1 トマトは種を除いて７～８㎜角に切る。

2 アルミホイルをオーブントースターの天板より少し大きめに切り、シワを寄せて天板に敷き、ひき肉をほぐさずにのせる。塩、こしょうをふり、チーズの半量、１、玉ねぎ、残りのチーズを広げてのせ、チーズがとけてこんがりとするまで７～８分焼く。

3 器に盛り、バジルを添える。(検見﨑)

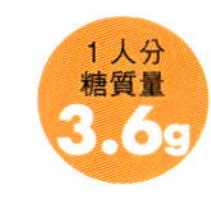

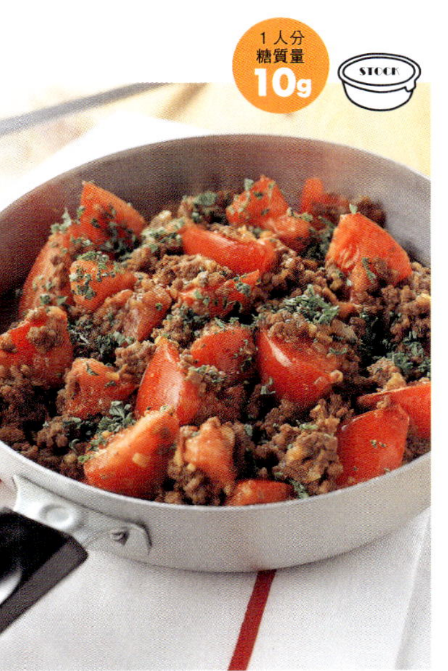

１人分
糖質量
10g

STOCK

作りおきできるひき肉の
洋風煮もの。お弁当にも

トマトとひき肉のスピードカレー煮

[材料・３人分]

合いびき肉……300ｇ
トマト……小３個
玉ねぎ……大１個
にんにく……１かけ
パセリ(みじん切り)……適量
A しょうゆ……大さじ１
　 塩……小さじ⅔
カレー粉……大さじ２
油(おすすめはラードかバター)……大さじ１

[作り方]

1 トマトはへたをとり８～10等分のくし形に切り、さらに横半分に切る。玉ねぎ、にんにくはあらみじんに切る。

2 フライパンに油、にんにくを入れて中火にかけ、香りが立ったら玉ねぎを加えて透き通るまで３～４分炒める。ひき肉を加えてほぐしながら炒め、ほぼ火が通ったらカレー粉をまぜ、Aを加えて味つけし、肉に火を通す。

3 ２にトマトを加え、ざっと炒めてトマトをあたため、火を止めてパセリをふる。(夏梅)

蒸し焼きでゆっくり火を通すと、
肉がふっくら仕上げる

ピーマンの肉詰め

１人分
糖質量
7.9g

STOCK

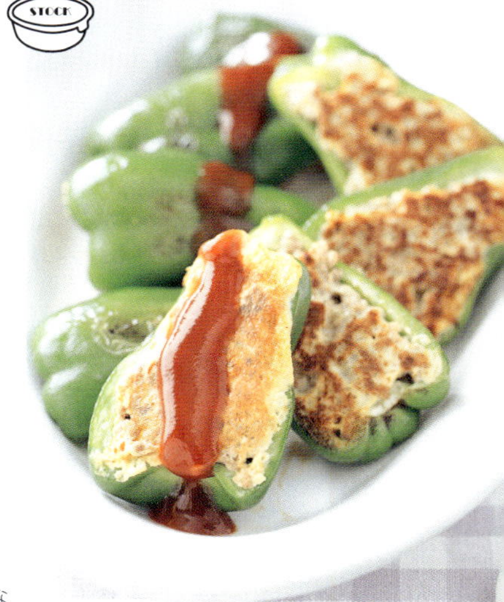

[材料・１人分]

豚ひき肉……150ｇ
ピーマン……４個
玉ねぎ……20ｇ
とき卵……½個分
塩、こしょう……各少々
バター……大さじ½
油(おすすめはラードかバター)……小さじ１

[作り方]

1 ピーマンは縦半分に切り、へたと種をとる。玉ねぎはみじん切りにする。

2 フライパンにバターを入れて熱し、玉ねぎをしんなりするまで炒める。ひき肉を加え、パラパラになるまで炒め、塩、こしょうをふる。ボウルに移し、とき卵を加えてまぜ合わせ、ピーマンに詰める。

3 フライパンに油を弱火で熱し、２の肉の面を下にして並べ、ふたをする。焼き色がついたら裏返し、両面を焼く。好みでトマトケチャップとウスターソース(各分量外)をまぜたものをかける。

(岩﨑)

＊糖質が気になる人はトマトケチャップなどはかけないか、低糖質のものを使いましょう。

安くて栄養満点。たくさんのメニューを知っておきたい 卵やせメニュー

卵はおやつや小腹がすいたときに最適です。
すぐに食べられるよう、ゆで卵はぜったいマスターしておきたいもの。

Egg

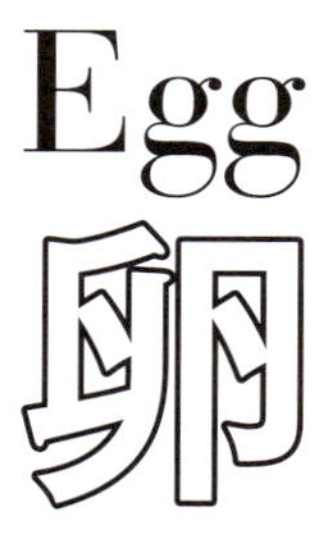

卵の糖質量→１個あたり0.1ｇ。
＊作りおきできるメニューは、冷蔵庫で４～５日間保存可。

たんぱく質、ビタミン、ミネラルをバランスよく含む「完全栄養食品」

卵は、すぐれたたんぱく質食品です。人間の体内ではつくれない８種類の必須アミノ酸すべてがバランスよく含まれており、消化吸収も抜群。またビタミンＡやB_1、B_2、Ｄ、Ｅなどが豊富に含まれています。さらに、鉄分やカルシウムなどのミネラルの含有率も抜群！　卵にはビタミンＣ以外の栄養素がほとんどバランスよく含まれているので、「完全栄養食品」と呼ばれています。

ＭＥＣには欠かせない。
熱湯からゆでれば
失敗せずに思い通りの
かたさに！

ゆで卵

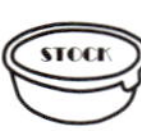

［ 材料・１人分 ］
卵…好みの数

［ 作り方 ］

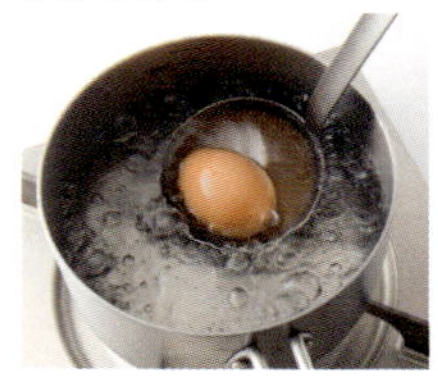

1　鍋に卵がかぶるくらいの深さまで水を入れて強火にかけ、沸騰したら卵をお玉などにのせ、静かに入れる。
＊水からゆでると、水の分量によってゆで時間に誤差が出やすい。

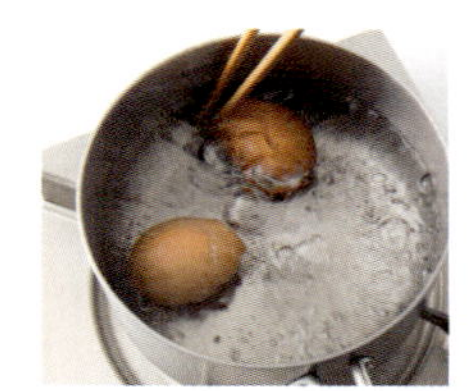

2　中火にし、最初の１～２分菜箸で卵を転がすと、黄身がまん中になる。７分（半熟）、11分（かたゆで）、好みのかたさにゆでる。タイマーをセットして時間を測って。

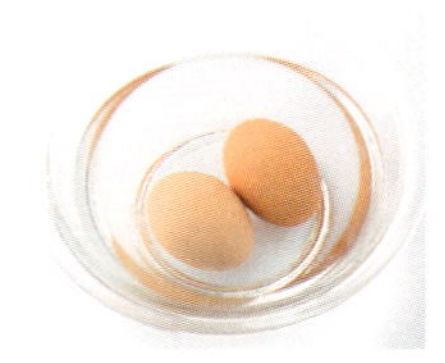

3　すぐに冷水にとって冷ます。水にとると、余熱で火が通るのを防げる。

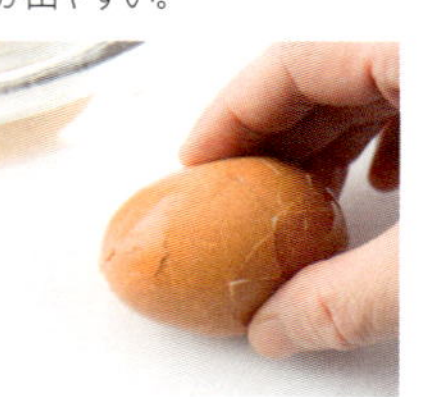

4　手でさわれるくらいまで冷めたら、殻を調理台に軽くあてたりして、全体にこまかくヒビを入れる。

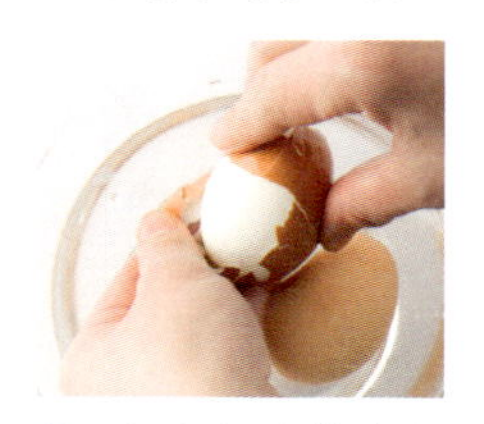

5　やさしく殻をむく。こまかくヒビを入れるほうがむきやすい。

半熟
冷蔵庫から出した卵を熱湯に入れ、ゆで時間７分

かたゆで
冷蔵庫から出した卵を熱湯に入れ、ゆで時間11分

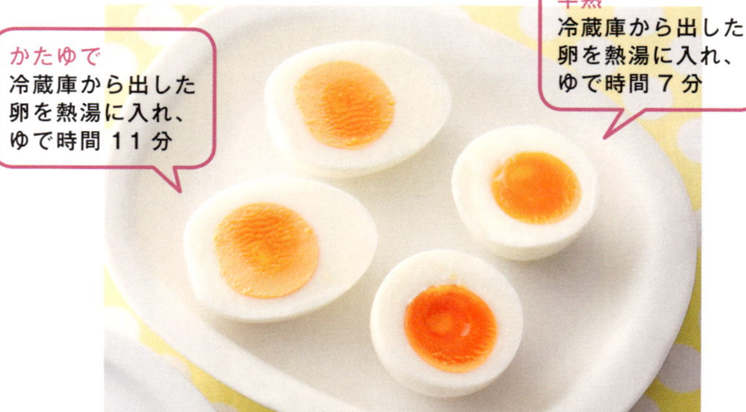

味つけゆで卵。少量のみそを塗ったラップに包んで

みそ漬け卵

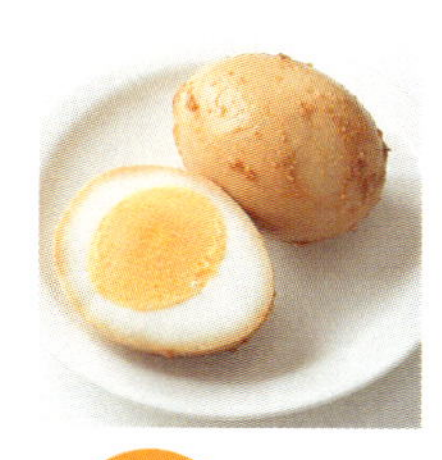

1個分 糖質量 1.7g

STOCK

[材料・1個分]

かたゆで卵(p44参照)……1個
みそ……大さじ1

[作り方]

ラップにみそをのせて直径7cmくらいに広げ、ゆで卵を置く。ラップで包みながら卵全体にみそをのばし、ラップの端をひねって冷蔵庫に一晩入れる。(瀬尾)

味つけ卵。酒のつまみにおすすめです

酢じょうゆ卵

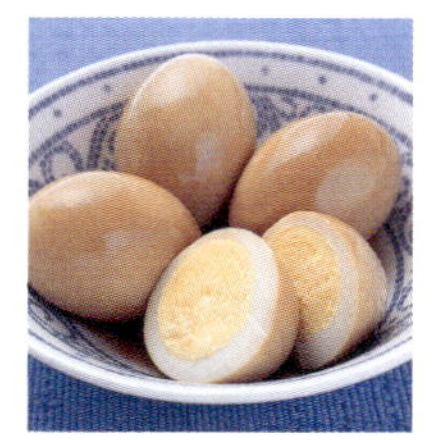

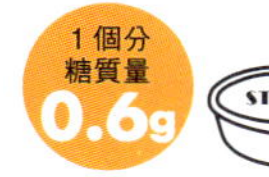

1個分 糖質量 0.6g

STOCK

[材料・4個分]

かたゆで卵(p44参照)……4個

A
糖質ゼロの甘味料
(ラカンカなど)……小さじ1
しょうゆ……大さじ2
酢……大さじ1

[作り方]

ビニール袋にAを合わせ、ゆで卵を入れて半日以上つける。

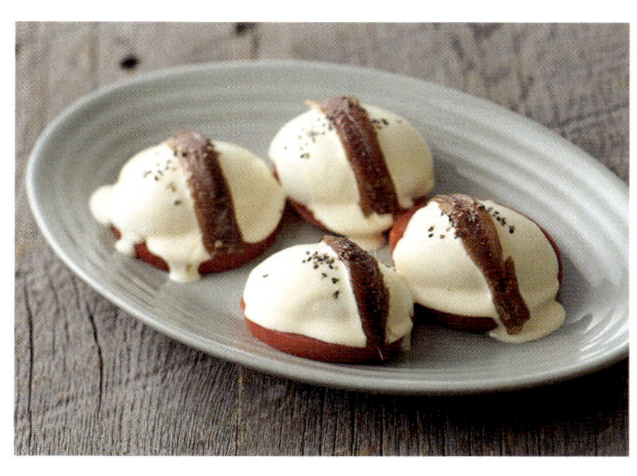

ゆで卵のニューヨーク風の食べ方。
マヨネーズソースたっぷりで

エッグベネディクト風

1人分 糖質量 2.5g

[材料・2人分]

かたゆで卵(p44参照)……2個
トマト(輪切り)……4切れ
アンチョビ(フィレ)……4枚
あらびき黒こしょう……少々

A
マヨネーズ……大さじ2
生クリーム……小さじ2
レモン汁……小さじ1

[作り方]

1 かたゆで卵は縦半分に切る。

2 器にトマトを盛って1をのせ、まぜ合わせたAをかける。アンチョビをのせ、あらびき黒こしょうをふる。

(新井)

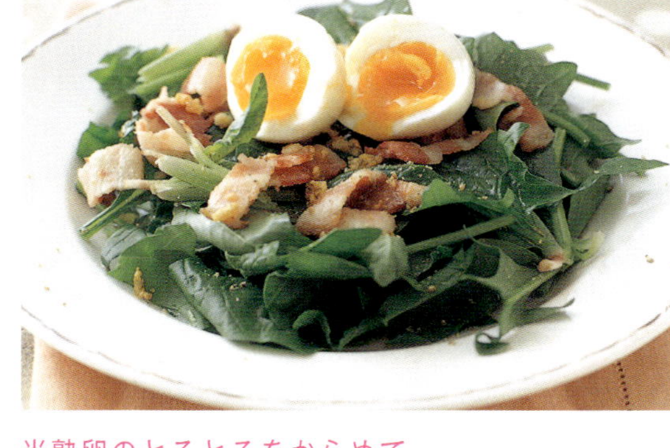

半熟卵のとろとろをからめて。
ベーコンもたっぷりがおいしい！

半熟卵のせ葉ものサラダ

1人分 糖質量 1.1g

[材料・1〜2人分]

半熟卵(p44参照)……2個
サラダ用ほうれん草……1束
ベーコン……3枚
にんにく……½かけ

A
酢……大さじ1
塩、こしょう……各少々

オリーブ油……大さじ2

[作り方]

1 ほうれん草は根元を切り落とし、4cm長さに切って器に盛る。

2 ベーコンは1cm幅に切り、にんにくはみじん切りにする。

3 フライパンにオリーブ油、にんにくを入れて弱火にかけ、香りが立ったらベーコンを加えてカリカリに炒める。火を止めてAを加え、1にかけ、半分に切った半熟卵をのせる。(平野)

＊サラダ用ほうれん草がなければ、サニーレタス、水菜などでも。
＊オリーブ油のかわりに、アマニ油、しそ油でも。

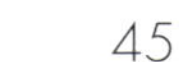

温泉卵＆とろとろ卵のメニュー

とろりとした黄身がたまらない卵メニューです。とろ卵の代表選手といえば、温泉卵。
ほうっておくだけでできる簡単メニューなので、作り方はぜひおぼえて！

温泉卵

1人分
糖質量
0.2g
STOCK
冷蔵庫で３日ほど保存可

温泉卵は、熱湯に入れて
ほうっておくだけでできる
ので、実はとっても簡単！

［ 温泉卵の作り方 ］

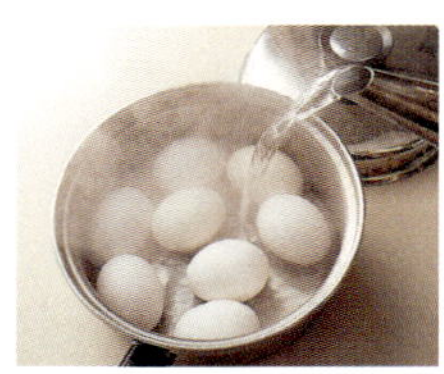

1　冷蔵庫から出したら20分は室温に置き、それから熱湯に入れる。厚手の鍋に入れ、沸騰した湯を完全にかぶるまで注いで、ふたをする。

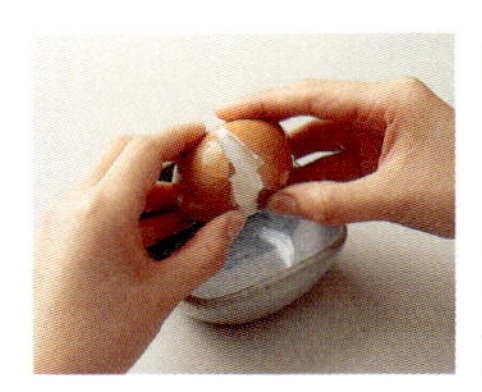

2　１時間ほどそのまま放置したら水にとり、冷めたらできあがり。保存する場合は、冷めてから冷蔵庫に入れて。

1人分
糖質量
4.6g

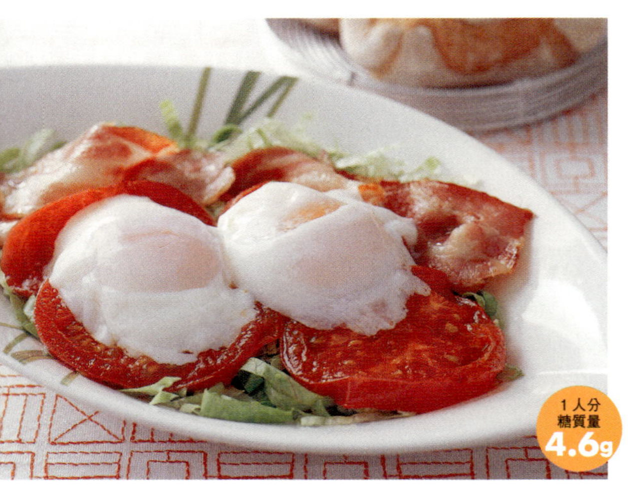

温泉卵の黄身をソースがわりに。朝食派におすすめです

ベーコン、トマトの温泉卵のせ

［ 材料・２人分 ］

温泉卵（上記参照）……４個
ベーコン……４枚
トマト……小２個
レタス……２枚
塩、こしょう……各少々
油（おすすめはラードかバター）
　……大さじ１

［ 作り方 ］

1　ベーコンは長さを半分に、トマトは１㎝厚さの輪切りにする。レタスは５㎜幅のせん切りにして器に盛る。

2　フライパンに油を熱し、ベーコンとトマトを軽く焼き、レタスを敷いた器に盛る。温泉卵を割ってのせ、塩、こしょうをふる。（吉田）

温泉卵とアボカド、まぜて食べると絶妙な食感の組み合わせ

アボカド卵

［ 材料・２人分 ］

温泉卵（上記参照）……２個
アボカド……１個
レモン汁……少々
ねりわさび、しょうゆ
　……各適量

1人分
糖質量
2.8g

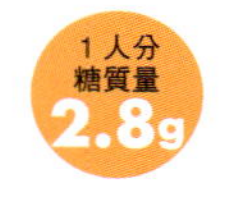

［ 作り方 ］

1　アボカドは縦２つ割りにして種をとり、レモン汁をかけて皮を破らないように身をくりぬき、身は一口大に切る。

2　アボカドの皮をカップにし、１を等分して戻し入れ、温泉卵を１個ずつ割り入れる。わさびを添えてしょうゆをかける。

（今泉）

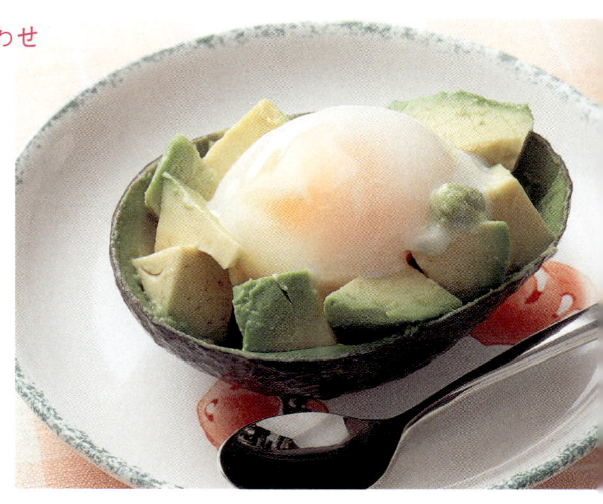

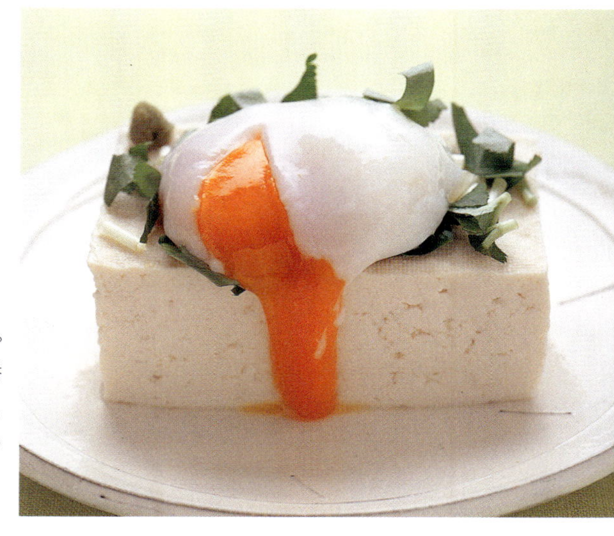

いつもの冷ややっこが、
温泉卵で味も栄養価もグレードアップ

1人分
糖質量
2.9g

温玉三つ葉冷ややっこ

[材料・2人分]

温泉卵(p46参照)……2個
もめんどうふ……1丁
三つ葉、ねりわさび……各少々
しょうゆ……適量

[作り方]

1 三つ葉はざく切りにする。
2 とうふは半分に切って器に盛り、三つ葉、温泉卵、わさびをのせて、しょうゆをかける。(瀬尾)

ポーチドエッグや温泉卵で作れます。
野菜の種類と量はお好みで

1人分
糖質量
7.8g

卵のとろとろ野菜サラダ

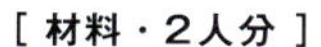

[材料・2人分]

ポーチドエッグ(または温泉卵)……2個
スナップえんどう……200g
サラダ菜……2枚
ラディッシュ……2個
塩……適量
こしょう……少々

[作り方]

1 スナップえんどうは筋をとり、塩少々を加えた熱湯で1分ほどゆでる。サラダ菜は食べやすくちぎり、ラディッシュは薄切りにする。以上の野菜を器に彩りよく盛りつける。
2 1にポーチドエッグをのせ、塩、こしょうをふる。(中田)

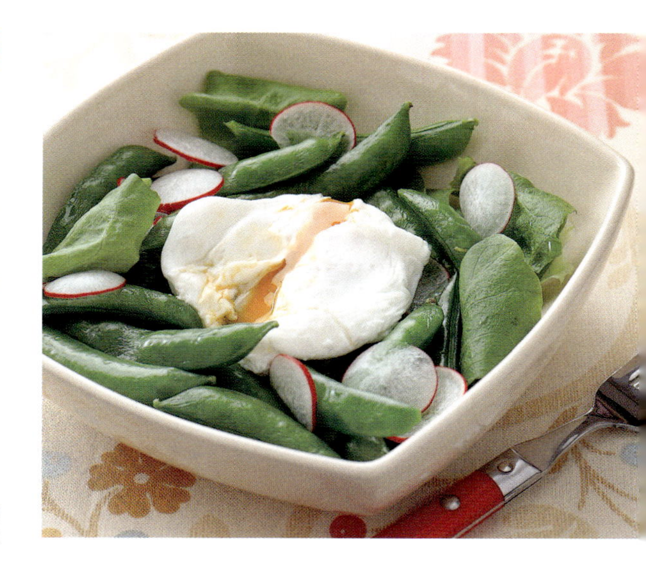

＊ポーチドエッグの場合は、小鍋に湯をわかし、酢大さじ1、塩を加える。器に卵を割り入れ、湯の中にそっと落とす。散った卵白を寄せて形を整え、1分ほどしたら網じゃくしですくい上げる。

1人分
糖質量
2g

卵をココットに割り入れて、
とろとろの半熟にして食べる

トマトとピーマン入りとろとろ卵

[材料・2人分]

卵……2個
トマト……½個
ピーマン……1個
塩、こしょう……各少々
バター……小さじ1

[作り方]

1 トマトは種を除き、ピーマンはへたと種を除いて1cm角に切る。
2 耐熱用のココット2つにバター(分量外)を薄く塗り、1を½量ずつドーナッツ状に入れ、中央に卵を割り入れる。塩、こしょうをふってバターを小さじ½ずつのせ、オーブントースターで8～10分焼く。(森)

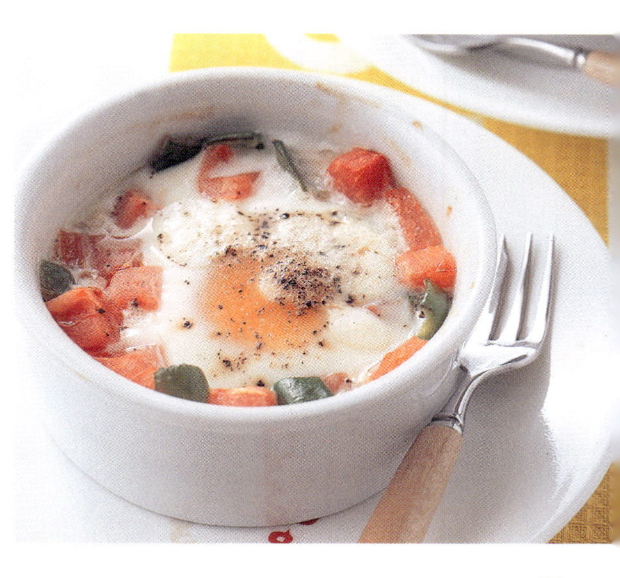

目玉焼き＆卵の炒めもの

定番料理の目玉焼きと、卵をたっぷり食べられる炒めものをご紹介します。
朝食から夕食まで幅広く使えます。
炒めものにはチーズをトッピングしてもいいでしょう。

目玉焼きは
ふたをして焼くと、
焦げにくくしっとり
焼きあがります

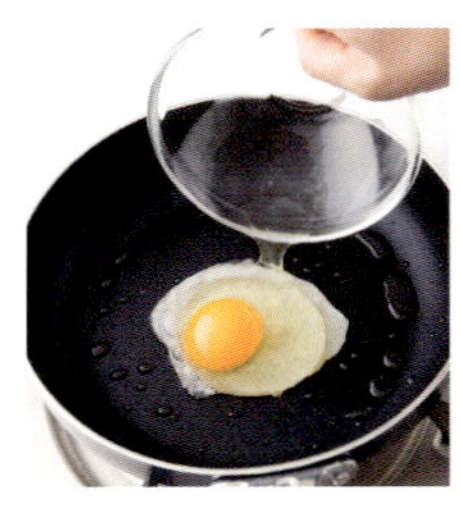

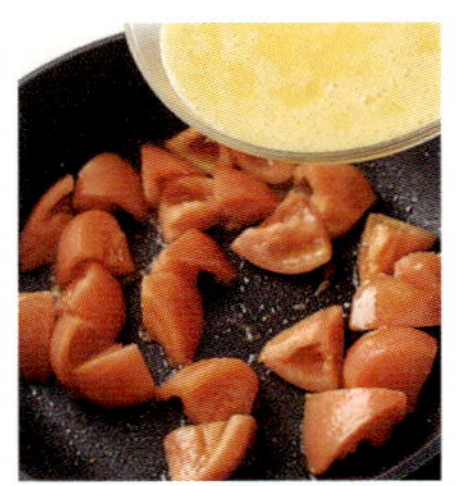

炒めものは、
卵＋好きな具材でOK。
オムレツのように形を
気にしなくていいので、
料理が苦手な人でも簡単。

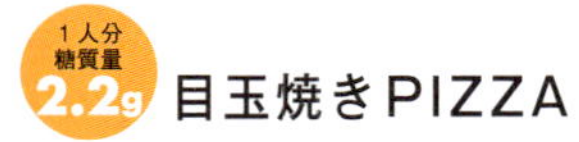

目玉焼きPIZZA

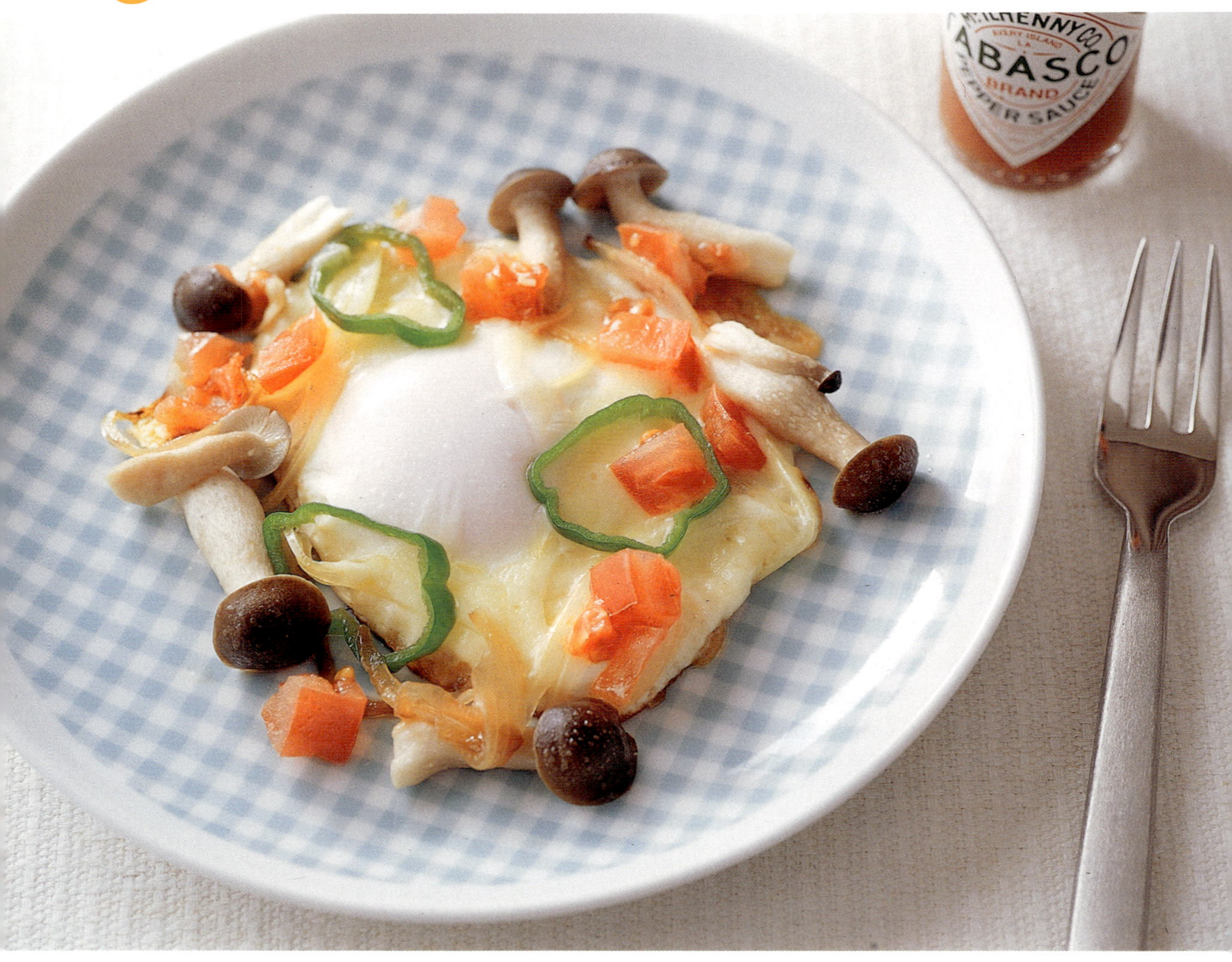

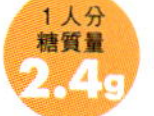

1人分糖質量 2.4g アスパラグリルチーズ目玉焼きのっけ

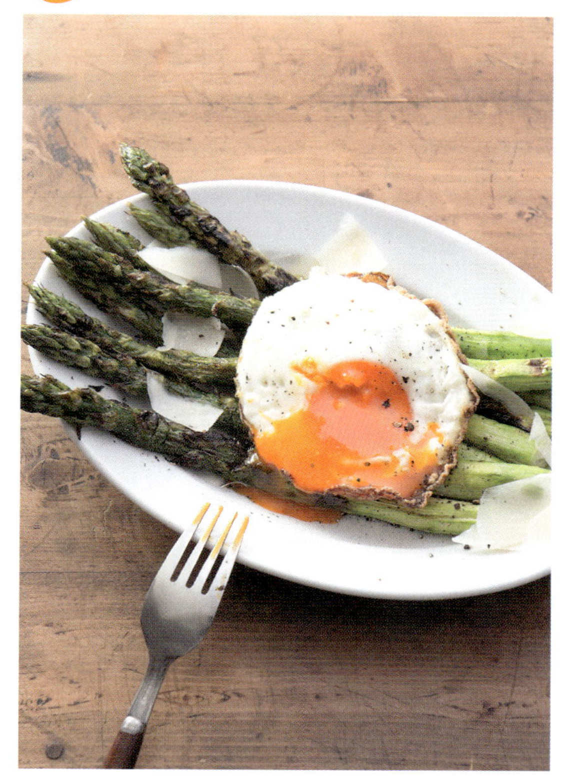

1人分糖質量 1.4g にら玉炒め

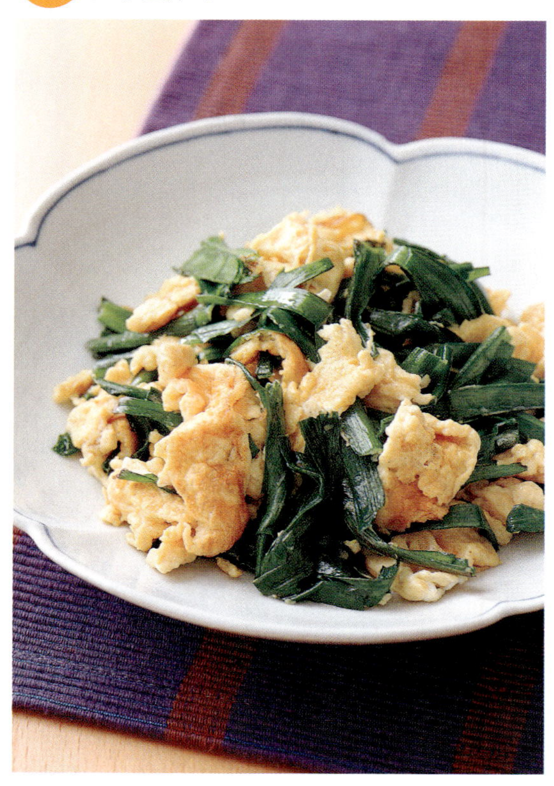

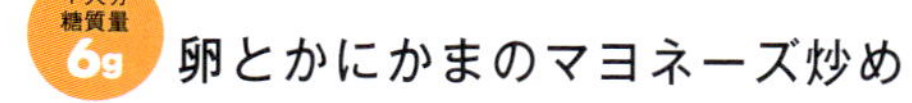

1人分糖質量 6g 卵とかにかまのマヨネーズ炒め

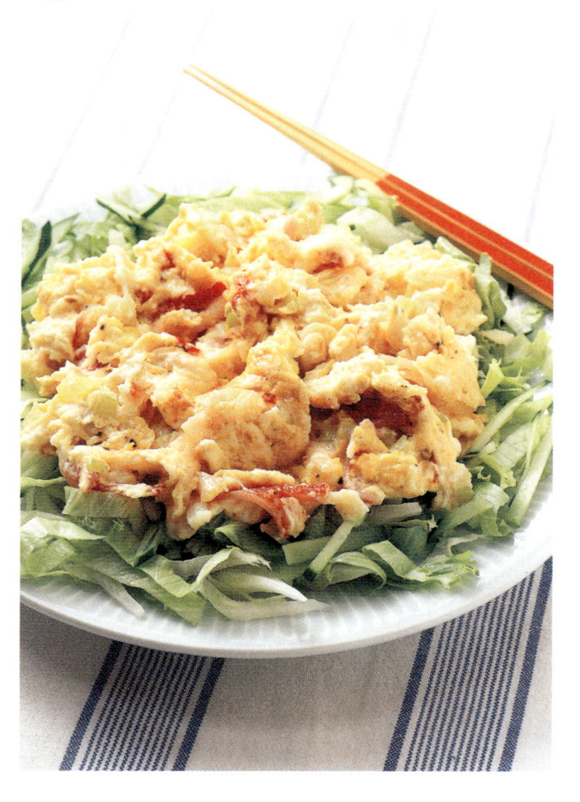

1人分糖質量 5.6g トマトとツナの卵炒め

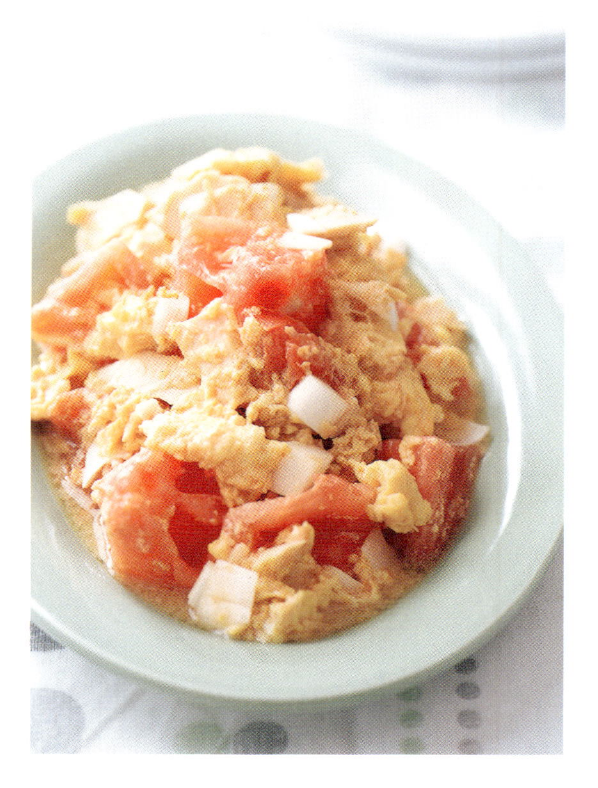

おいしく、きれいに、好みのかたさに作る

目玉焼き

1人分 糖質量 0.2g

[材料・1人分]

卵……1個

油（おすすめはラードかバター）……少々

[作り方]

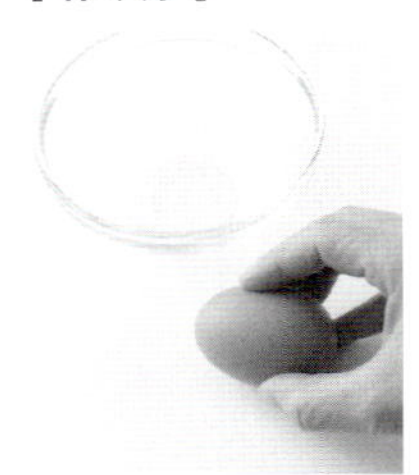

1 卵は調理台の平らなところにあててヒビを入れる。ボウルの縁で割るのはNG！　殻が内側に入りやすい。

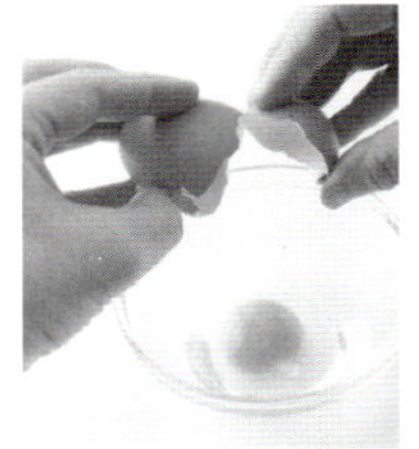

2 ヒビに親指をさし込んでボウルに割り入れる。フライパンに直接より、小さい容器に割り入れると殻が入ってもとり出せる。

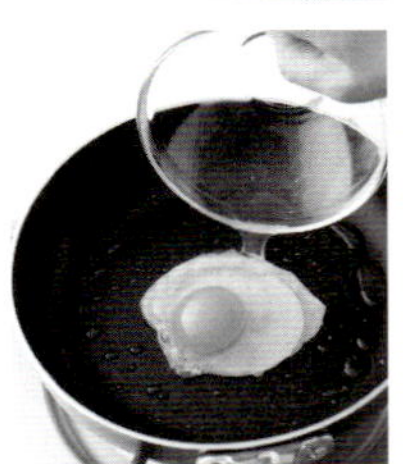

3 フライパンに油を薄く引いて中火にかけ、熱くなったら、卵をそっと入れる。水大さじ2を加えてふたをする。

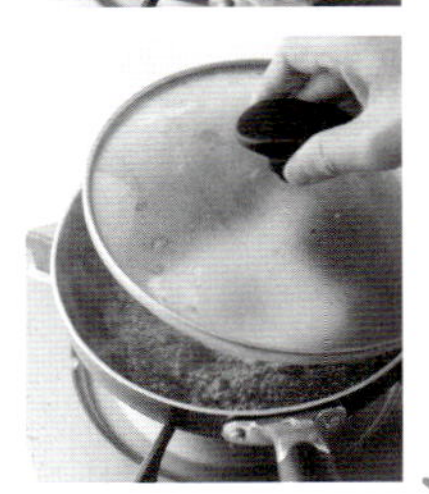

4 弱火にして、2分ほど蒸し焼きにし、ふたをはずして強火で水けをとばす。器に盛り、塩をふる。

半熟にする場合
→水大さじ1を加えて1分30秒蒸し焼きに

完全に火を通す場合
→水大さじ3を加えて3分蒸し焼きに

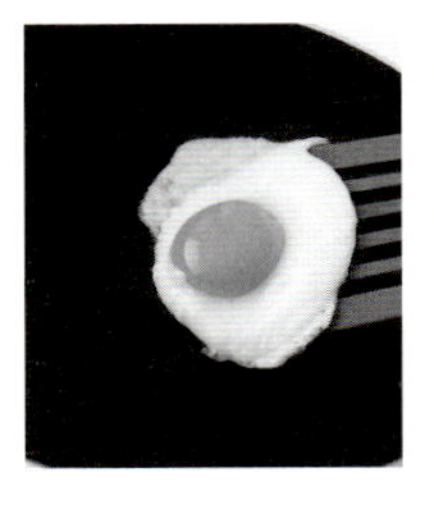

黄身をとろとろにするなら

中火で熱して卵を割り入れ、弱火にしてふたをせずに3～4分、じっくりと焼く。黄身が白くならず半熟になる。

チーズのコクで味わい深く。
いつもの目玉焼きがちょっと豪華に

目玉焼きＰＩＺＺＡ

[材料・4人分]

卵……4個

玉ねぎ……¼個

ピーマン……1個

トマト……½個

しめじ……½パック

塩、こしょう……各少々

ピザ用チーズ……大さじ3（50g）

油（おすすめはラードかバター）……大さじ2

[作り方]

1 玉ねぎは薄切り、ピーマンはへたと種をとって輪切り、トマトは1cm角に切る。しめじはほぐす。

2 フライパンに油を熱して卵を割り入れ、底のほうが焼けてきたら1、チーズを散らすようにのせて塩、こしょうをふる。

3 ふたをして、チーズがとけるまで蒸し焼きにする。

（検見﨑）

仕上げに目玉焼きをのせて。
肉や魚のグリルにも
使えるアイデア

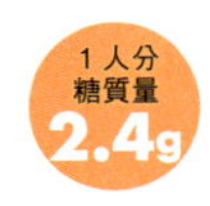

アスパラグリルチーズ目玉焼きのっけ

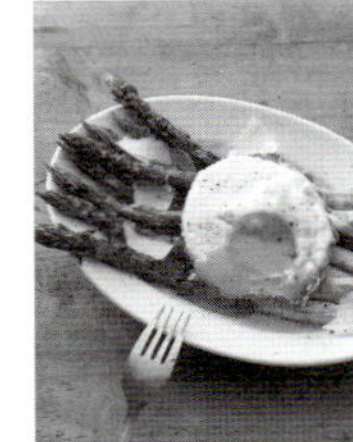

[材料・1人分]

グリーンアスパラガス……8本

卵……1個

A | 塩、こしょう、油……各適量

油（おすすめはラードかバター）……小さじ1

チーズ（あればパルメザンチーズ）……適量

[作り方]

1 アスパラガスは根元を手で折ってかたい部分を除き、下半分の皮をピーラーでむく。根元を木べらなどで押しつぶし、全体にAをからめる。

2 魚焼きグリルを熱し、1をのせ約6分、両面がこんがりするまで焼く。フライパンを使う場合は転がしながら5～6分焼く。

3 左記を参照して半熟の目玉焼きを作る。

4 器に2を盛り、目玉焼きをのせ、チーズをピーラーで削って散らす。好みで、あらびき黒こしょうをふる。（堤）

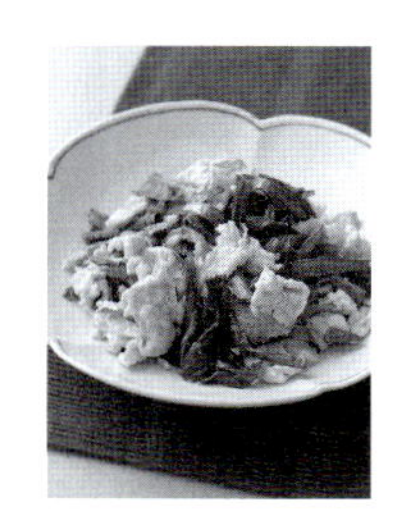

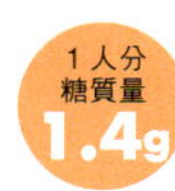

卵は空気を含ませるように
炒めると、
ふんわり仕上がります

にら玉炒め

[材料・2人分]

卵……2個
にら……1束
塩……適量
こしょう、しょうゆ……各少々
油(おすすめはラードかバター)
……大さじ1

[作り方]

1 卵は割りほぐし、塩少々を加えてまぜる。にらは3～4cm長さに切る。

2 フライパンに油を強火で熱し、卵を一気に流し込み、大きくまぜる。

3 卵が半熟状になったらにらを加え、塩、こしょう各少々をふり、手早く炒め合わせる。しょうゆを鍋肌からまわし入れ、大きくまぜてすぐに火を止める。(武蔵)

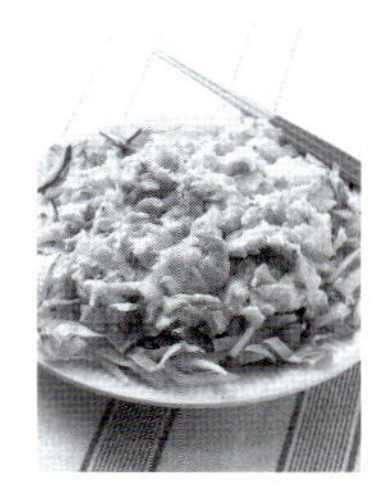

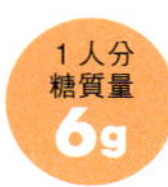

せん切りレタスと味わう
マヨ風味のふんわり卵

卵とかにかまのマヨネーズ炒め

[材料・2人分]

卵……3個
かに風味かまぼこ……4本
レタス……2枚
きゅうり……½本
長ねぎ……½本
にんにく……小½かけ
塩、こしょう……各少々
マヨネーズ……大さじ2
油(おすすめはラードかバター)
……大さじ1

[作り方]

1 レタスは5mm幅に切り、きゅうりはせん切りにして器に盛る。

2 かに風味かまぼこは長さを半分に切り、あらく手でほぐす。ねぎ、にんにくはみじん切りにする。

3 卵を割りほぐし、塩、こしょうをふる。

4 フライパンに油とにんにく、ねぎを入れて火にかけ、炒める。香りが立ってきたら2を加えて炒め、強火にして3を一気に流し入れる。

5 へらで大きくふんわりとかきまぜ、卵の表面が固まってきたらマヨネーズを加え、さっと炒めて1のレタスにのせる。(瀬尾)

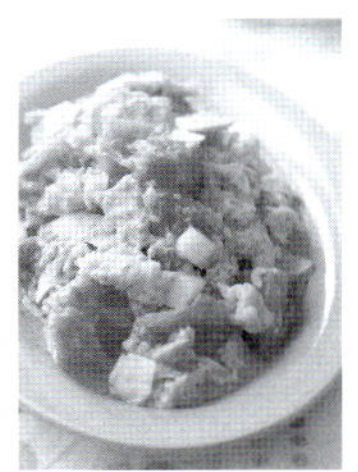

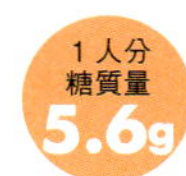

トマトの酸味が卵によく合い、
卵がたくさんペロッと食べられる

トマトとツナの卵炒め

[材料・2人分]

卵……4個
トマト……小2個
長ねぎ……½本
ツナ(缶詰)……小2缶分
塩、こしょう……各少々
油(おすすめはラードかバター)
……大さじ2
オイスターソース……大さじ½

[作り方]

1 トマトは横半分に切って種をとり、一口大に切る。ねぎは縦に十文字の切り込みを入れ、7mm幅に切る。ツナは缶汁をきってさっとほぐす。

2 ボウルに卵を割りほぐし、塩、こしょう、ツナを加えまぜる。

3 フライパンに油を熱し、トマトを強火で炒める。油がなじんだら2を流し入れ、大きくまぜながら、卵が半熟卵になるまで火を通す。ねぎを加えて、鍋肌からオイスターソースを入れ、さっと炒めて仕上げる。

(検見﨑)

オムレツ

卵料理といえばオムレツです。
形を作るのがむずかしいという人は、
包まずにフライパンの丸い形のまま仕上げても。
たっぷり卵を食べられるので、
ＭＥＣ食には欠かせない料理です。

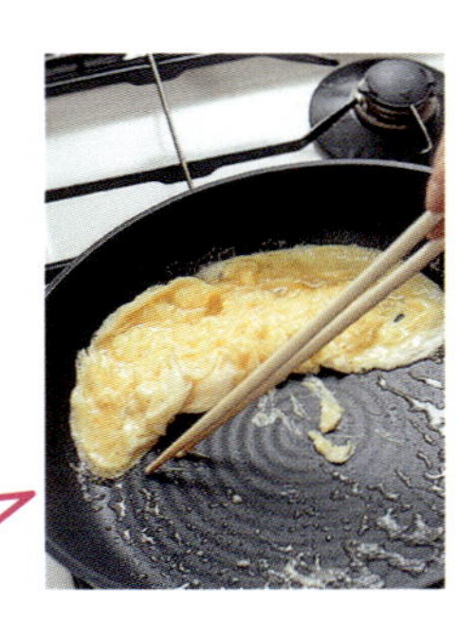

卵を入れたら大きく
数回まぜるのがコツ。
細かくまぜると
盛りつけた面が
でこぼこになって
しまいます

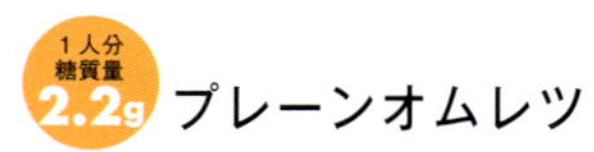

1人分 糖質量 2.2g プレーンオムレツ

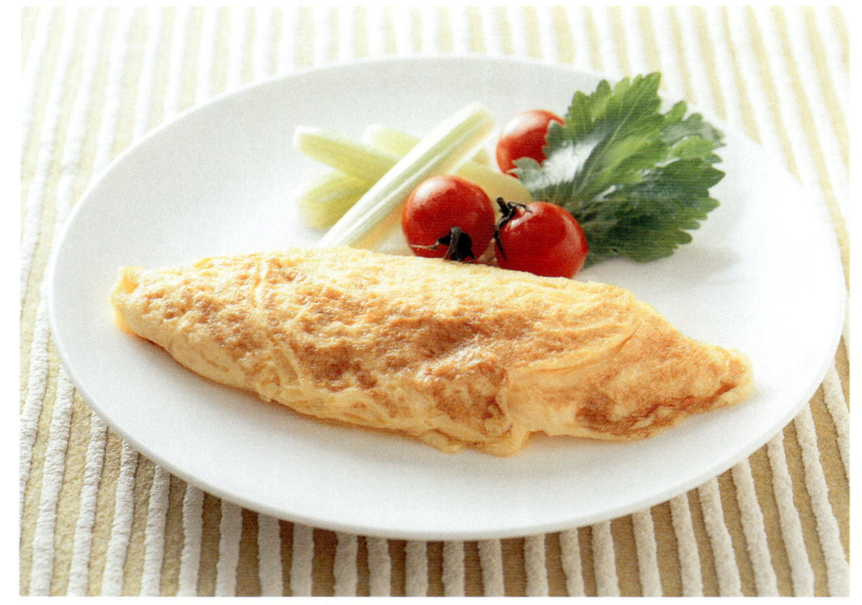

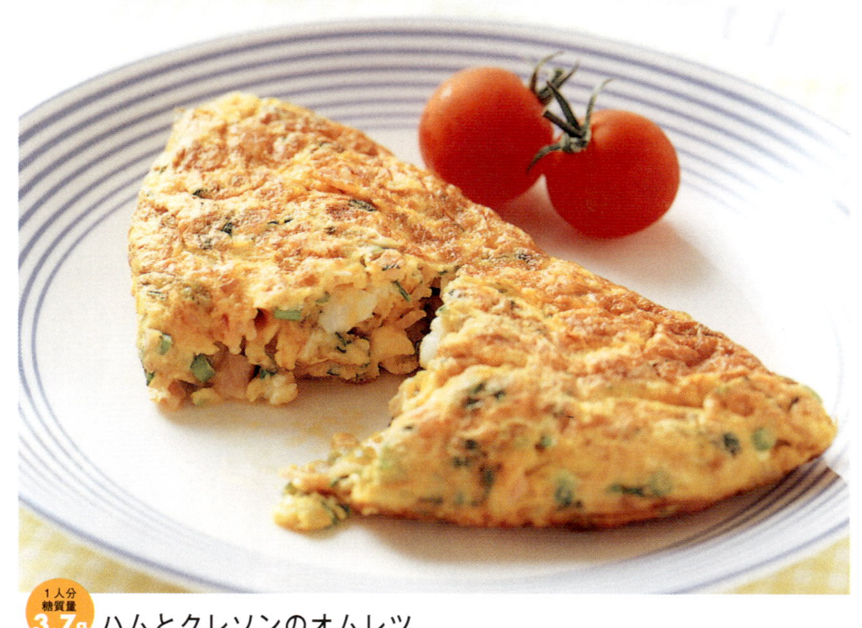

1人分 糖質量 3.7g ハムとクレソンのオムレツ

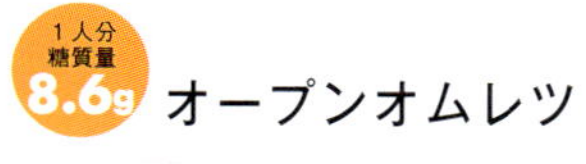

1人分 糖質量 8.6g オープンオムレツ

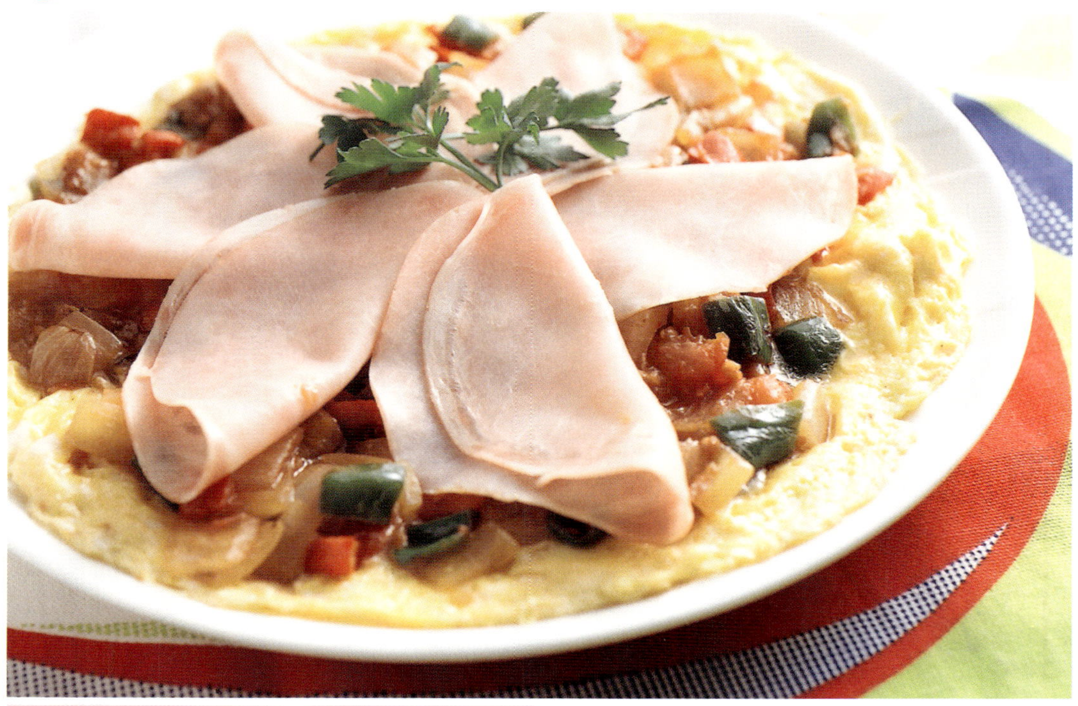

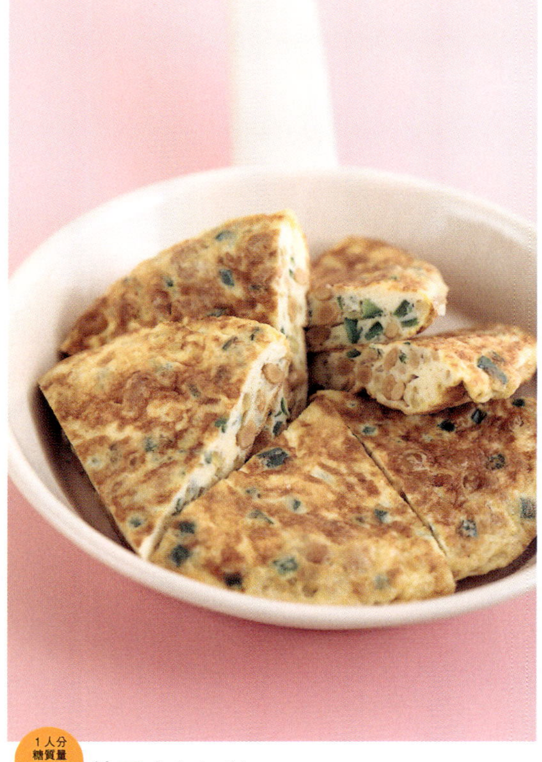

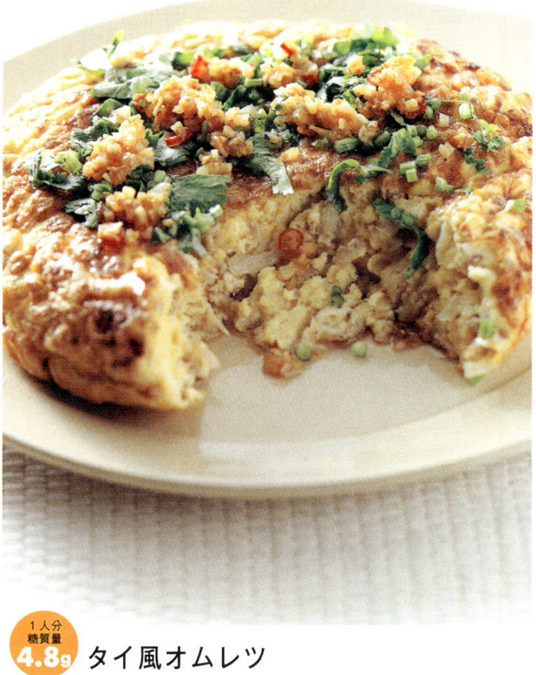

1人分 糖質量 4.7g 納豆オムレツ

1人分 糖質量 4.8g タイ風オムレツ

バターがとけたら卵を入れ、
大きく数回まぜて焼くのがコツ

プレーンオムレツ

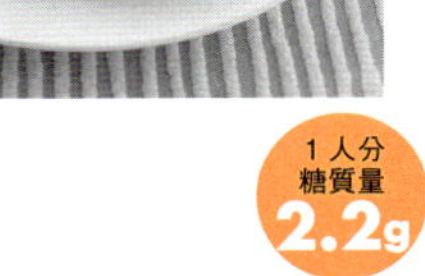

［ 材料・1人分 ］

卵……2個
塩、こしょう……各少々
バター……大さじ1～1½
ミニトマト、セロリ……各適量

［ 作り方 ］

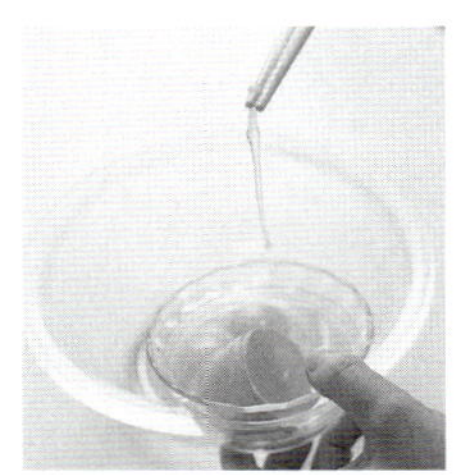

1 卵をボウルに割り入れる。卵黄についている白いひも状のものがカラザ。口あたりをよくするために、菜箸でつまんでとり除く。

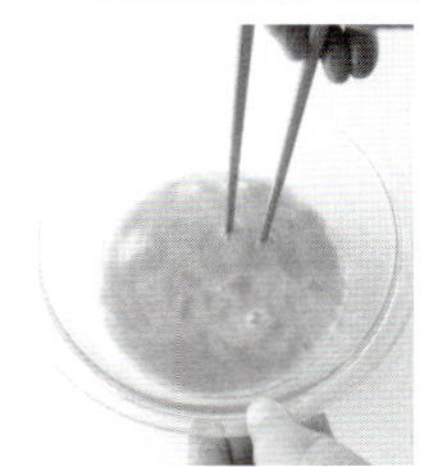

2 オムレツや卵焼き、茶碗蒸しなどを作るときは、泡立てないようにとくのが基本。白身を切るように、菜箸を底につけたまま左右に動かすのがコツ。塩、こしょうを加える。

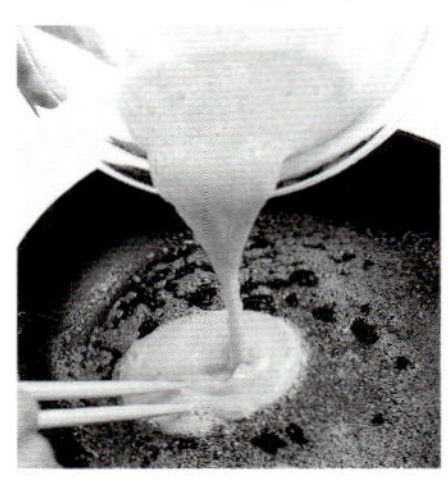

3 フライパンを強火にかけてよく熱し、バターを入れる。とけて泡立ったら中火にして、卵液を一気に流し入れ、菜箸で大きくまぜる。

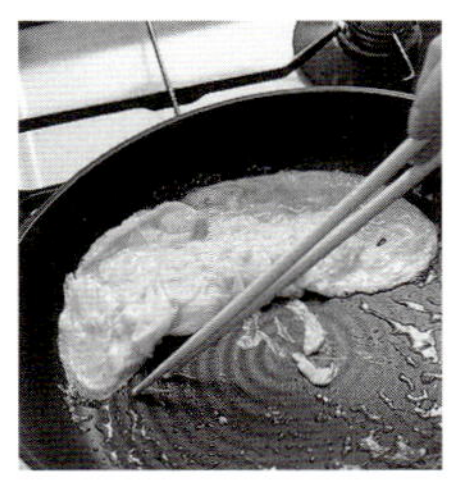

4 半熟状になり始めたら卵を向こう側に寄せ、フライパンのカーブに沿わせて形を整える。フライパンの柄を少し持ち上げて斜めにすると寄せやすい。

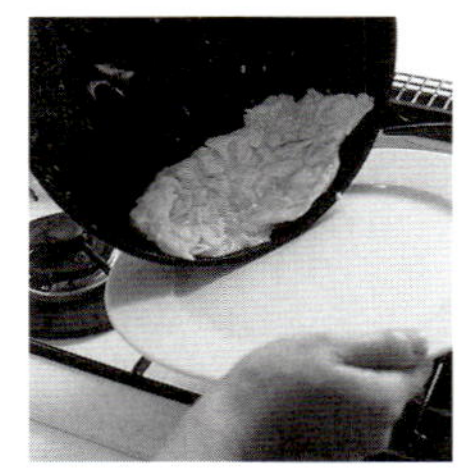

5 フライパンを器にかぶせるようにして、卵の焼いた面が上になるように裏返して盛る。形がくずれてしまっても、ペーパータオルをかぶせて両手で木の葉形に整えればＯＫ。（田口）

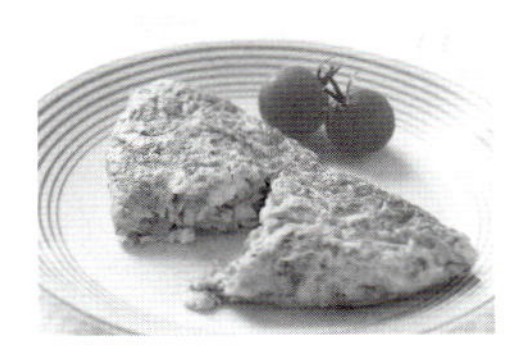

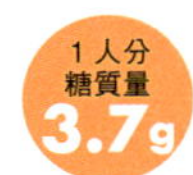

刻んだ具をまぜ込んで。
ベーコン、ソーセージでも

ハムとクレソンのオムレツ

［ 材料・2人分 ］

卵……4個
牛乳……大さじ4
塩、こしょう……各適量
ロースハム……3枚
油（おすすめはラードかバター）
……大さじ1
クレソン……25g
ミニトマト……4個

［ 作り方 ］

1 ハムは5㎜角に、クレソンはこまかく刻む。
2 卵2個をボウルにときほぐし、牛乳大さじ2、塩、こしょう各少々を加え、1の半量も加えまぜる。
3 フライパンに油大さじ½を熱し、2を流し入れて左記のプレーンオムレツの要領で焼く。これを2つ作る。
4 器に盛り、ミニトマトを添える。

（検見﨑）

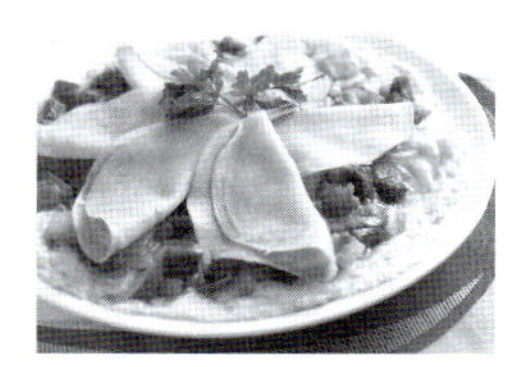

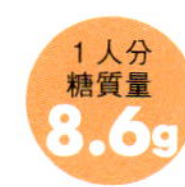

オムレツの形が
上手にできない人はこれでOK

オープンオムレツ

[材料・2人分]

卵……4個

A | 塩、こしょう……各少々
　| 牛乳……大さじ2

玉ねぎ……½個

ピーマン(緑・赤)……各1個

トマト……1個

にんにく(みじん切り)……1かけ分

薄切りハム……6枚

油(おすすめはラードかバター)
……大さじ3

塩、こしょう……各少々

[作り方]

1 ボウルに卵をときほぐし、Aをまぜる。

2 玉ねぎは1cm角に切り、ピーマンはへたと種をとって1cm角に切る。トマトはへたをとり、火であぶって皮をむき、種を除いて1cm角に切る。

3 フライパンに油大さじ1を熱してにんにくを炒め、2の野菜を材料表の順に加えて炒め合わせる。塩、こしょうで調味し、トマトがくずれてとろみがついたらとり出す。

4 フライパンを洗い、油大さじ2を強火で熱する。1を流し入れて大きくまぜ、半熟状になったら中火にする。3をのせ、軽くまぜて火を通す。器に移してハムをのせ、好みでハーブを飾る。(高城)

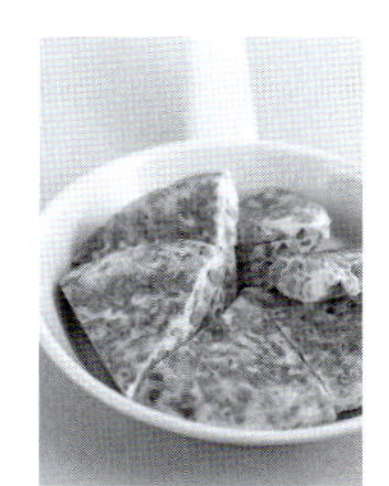

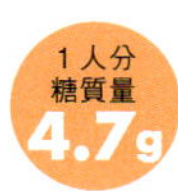

納豆が苦手な人も食べやすい。
冷めてもおいしくお弁当にも

納豆オムレツ

[材料・2人分]

卵……4個

納豆……1パック

玉ねぎ……¼個

ピーマン……1個

納豆のたれ、からし
……各1パック分

塩、こしょう……各少々

油(おすすめはラードかバター)
……大さじ1

[作り方]

1 納豆はたれ、からしを加えてまぜる。玉ねぎはみじん切り、ピーマンはへたと種をとってあらみじんに切る。

2 ボウルに卵を割りほぐして塩、こしょうで調味し、1を加えてまぜる。

3 フライパンに油を入れて強火で熱し、2を流し入れて手早くまぜ、丸く広げる。弱火にし、表面が乾いてきたら裏返し、両面をこんがり焼く。食べやすく切り分け、好みでトマトケチャップをかけても。(吉田)

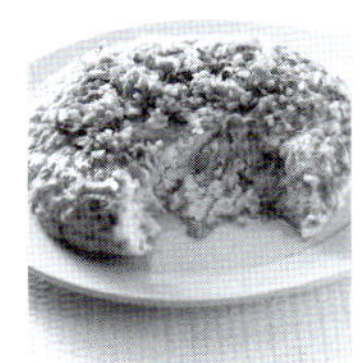

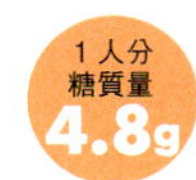

ひき肉入りのオムレツを、
ナンプラーで味つけしてタイ風に

タイ風オムレツ

[材料・2人分]

卵……3個

玉ねぎ……½個

豚ひき肉……100g

にんにく(みじん切り)
……½かけ分

赤とうがらし……½本

ナンプラー……大さじ1½

塩、こしょう……各少々

油(おすすめはラードかバター)
……大さじ1

香菜……1本

[作り方]

1 卵は割りほぐす。玉ねぎは薄切り、赤とうがらしは小口切りにする。

2 たれを作る。小鍋に油大さじ½とにんにくを入れて弱火にかけ、薄いきつね色になったら火を止め、赤とうがらしとナンプラーを加える。

3 小さめのフライパンに油大さじ½と玉ねぎを入れて中火でしんなりするまで炒める。ひき肉を加えてほぐしながら炒め、塩、こしょうで調味する。

4 3に割りほぐした卵を加えまぜ、やわらかいいり卵状になったら弱火にしてふたをし、3分ほど焼く、裏返して焼きあげて器に盛る。2のたれと刻んだ香菜をかける。(夏梅)

Meat Egg Cheese

肉食やせ！

外食の選び方

昼食 おすすめは、ファミレス

肉メニューが豊富で、ごはんなしもリクエストしやすい。

ファミリーレストランはだれでも入りやすく、比較的値段が手ごろで、ステーキ、ハンバーグ、ポークソテーなど肉メニューの種類が豊富です。ランチはセットメニューの店が多いなか、ファミレスなら「ごはんなしの単品」を選ぶことも可能。

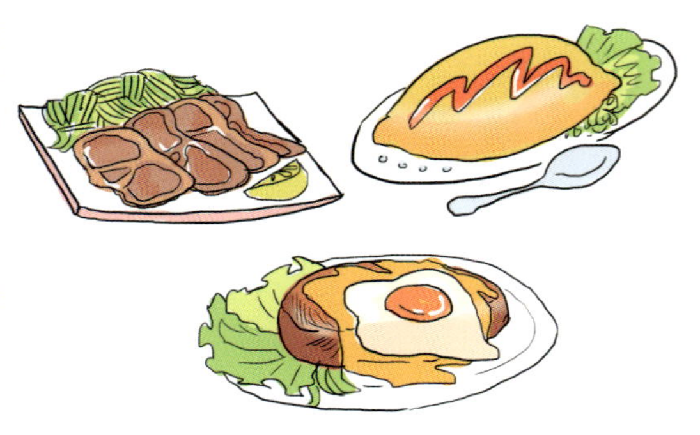

ソースなどの味つけもチェックして

糖質が気になる人は、注文の際に味つけの確認をしましょう。和風甘辛味や、洋風でもケチャップ味など甘い味つけに注意。場合によっては、ソースはかけないでなどリクエストを。

夕食 居酒屋がベスト！

いろいろつまみを注文して、お酒と一緒に楽しもう。

居酒屋では、焼き鳥、ステーキ、から揚げ、だし巻き卵、炒めもの、チーズメニューなど、MEC食メニューが豊富。ごはん、めん、ピザ、いも類のメニューを避ければ、好きなものを注文してOK。

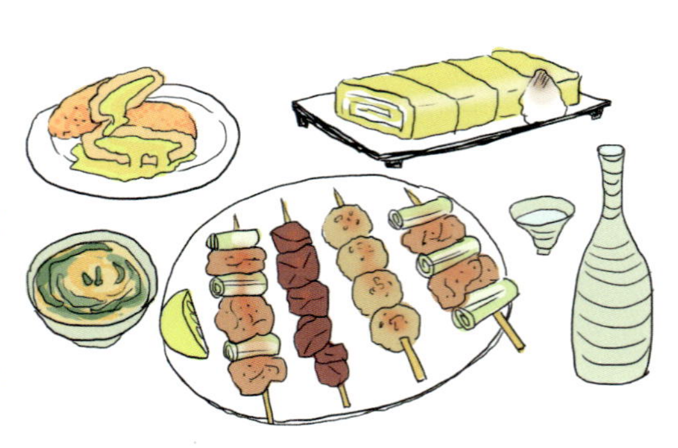

お酒は蒸留酒。ビールは糖質ゼロタイプを

お酒はウイスキー、焼酎、泡盛、ウオッカなど蒸留酒を選べば、糖質を気にせずに楽しめます。ビールは糖質を含むので、飲むなら糖質ゼロタイプを。ワインは２杯程度までならＯＫです。甘いカクテルは避けましょう。

Meat Egg Cheese

肉食やせ！

コンビニ活用法

昼食 フライドチキン、から揚げでOK

おでんも具材を選べば、昼食として使えます。

肉ならレジ横で売られているフライドチキンやから揚げが、卵はゆで卵やくんせい卵が、チーズは６Ｐチーズやベビーチーズがおすすめです。コンビニにはおにぎりやパンなど糖質の多い食品が多いため、少々コツが必要ですが、むずかしく考えることはありません。

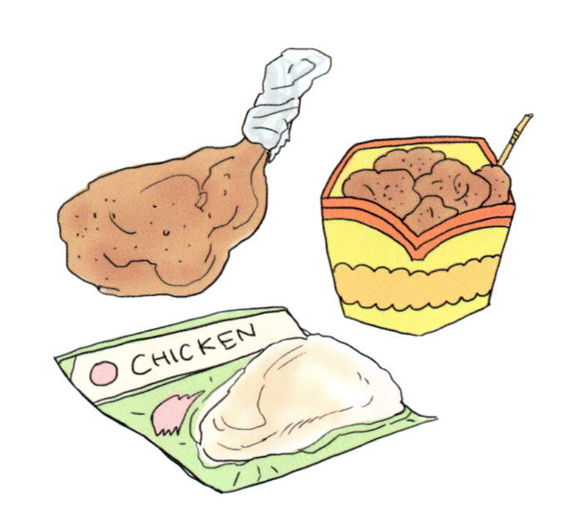

たんぱく質の多い食品を念頭にして

たとえば、おでんは、卵、ソーセージ、すじ肉、厚揚げなどの具材を選びましょう。最近話題のサラダチキン（真空パックされた味つけの蒸し鶏）もいいでしょう。

間食 迷わずチーズを買うべし

食べすぎなければデザートチーズもＯＫ。

チーズはおやつや間食など小腹がすいたときに最適です。ベビーチーズ１個でも、30回よくかんで食べれば、意外に腹持ちがよく、満足感が持続します。

チーズで食欲を上手にコントロール

少し甘いものが食べたいときは、デザートチーズを。デザートチーズの糖質は１個２～４ｇ（普通の６Ｐチーズは１個0.2～0.4ｇ）と高めですが、１～２個ならＯＫ。チーズケーキのような味わいで、クッキーやおまんじゅうに手がのびてしまう欲求を抑えられます。

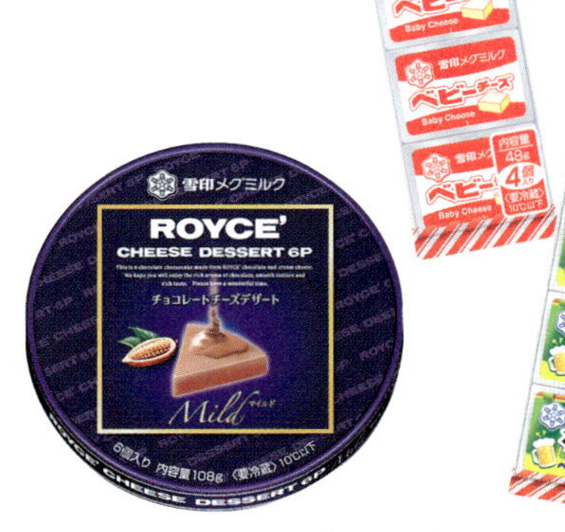

フレーバーや味の種類が豊富なデザートチーズ。写真はチョコ味。ROYCE' CHEESE DESSERT ６Ｐ マイルド 335円+税／雪印メグミルク

味がいろいろあって楽しい！オフィスの冷蔵庫にもストックを。ベビーチーズ（プレーン味、わさび味）各150円+税／雪印メグミルク

Meat Egg Cheese

肉食やせ！

食品チェックリスト

糖質が多く、食べるときに注意が必要な食品

ＭＥＣ食に禁止はありませんが、糖質が多い食品は太る原因に。下記の食品は、肉・卵・チーズを食べたうえで、おなかがすいていたらと考えて、量に配慮を。

ごはん、パン、めん類（うどん、そば、パスタ）、シリアル

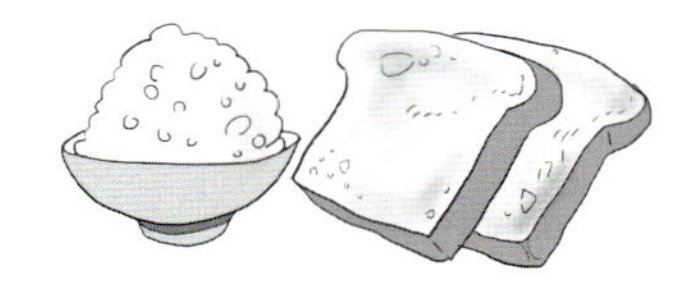

小麦粉を含む加工品（ギョウザやシューマイの皮、カレールウ）

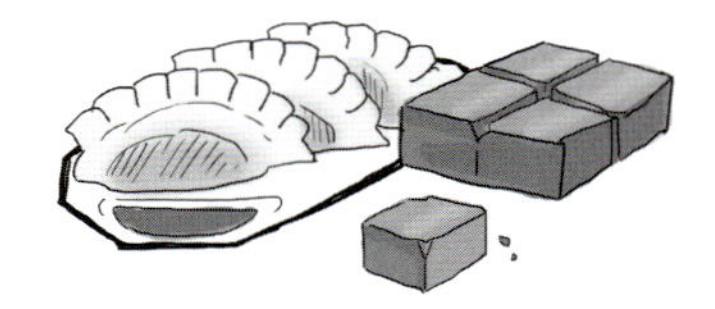

スナック菓子、お菓子類

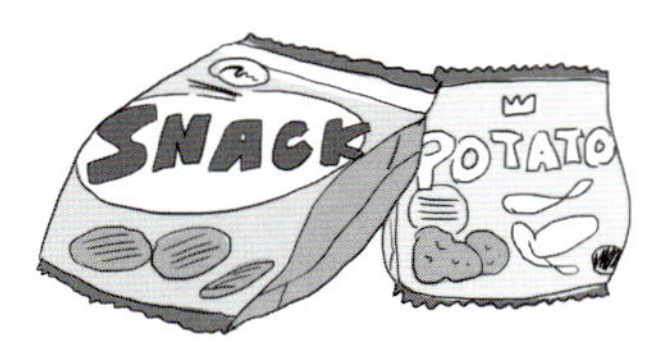

市販のフルーツジュース、野菜ジュース、炭酸飲料

＊糖質フリーのジュースは、甘いものを食べたくなる呼び水になってしまうので、ひかえたほうがいい。

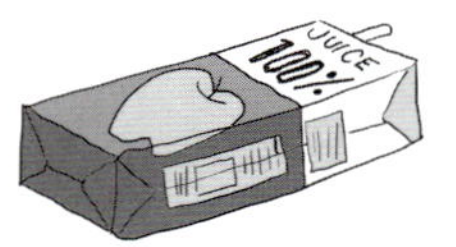

いも類（じゃがいも、さつまいも、里いもなど）

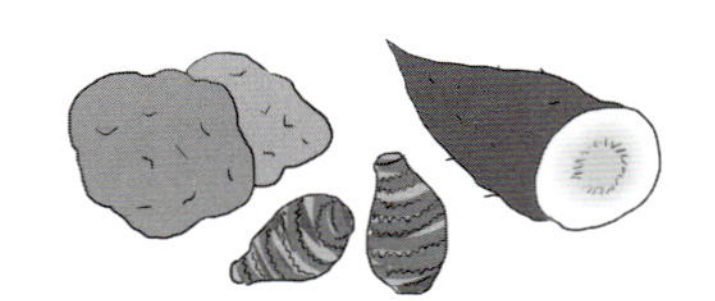

根菜類（ごぼう、れんこん、にんじんなど）

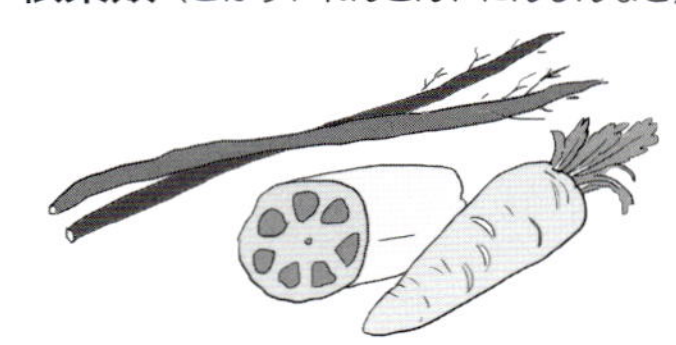

かぼちゃ、とうもろこし

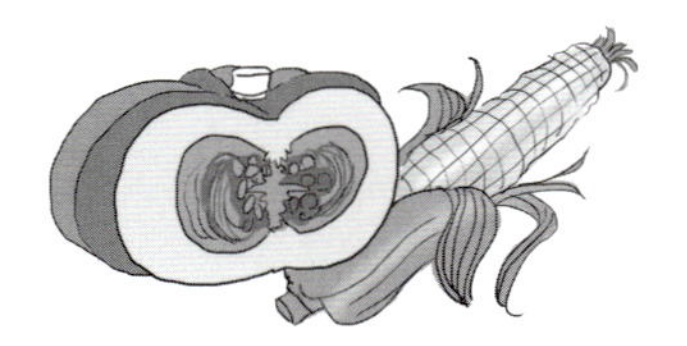

フルーツ類全般（ただし、アボカドは糖質が少ないのでＯＫ）

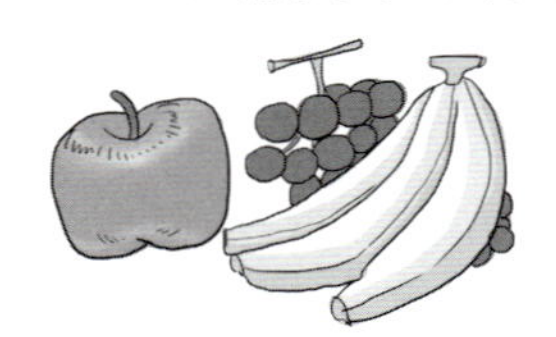

牛乳、ヨーグルト

＊乳糖が多めなので量に注意。

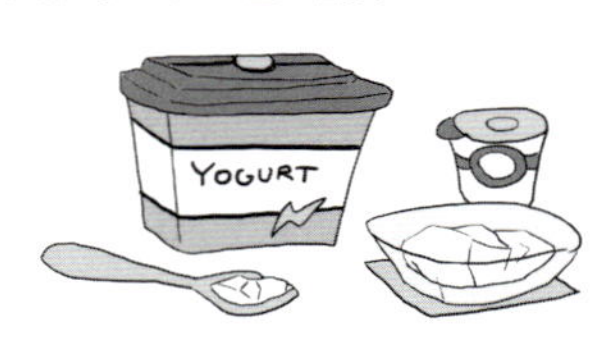

ビール、日本酒、マッコリなどの醸造酒（ワインは量に気をつければＯＫ）

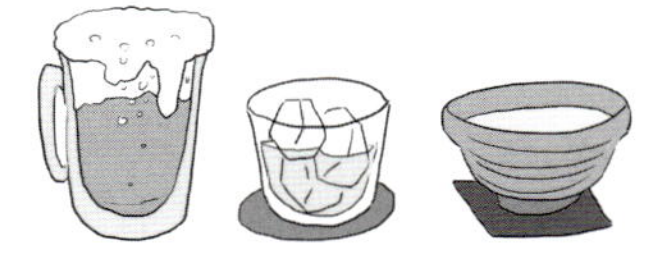

カクテルや梅酒などの甘いお酒

甘い調味料（砂糖、みりん、トマトケチャップ、とんかつソース、市販のドレッシング）

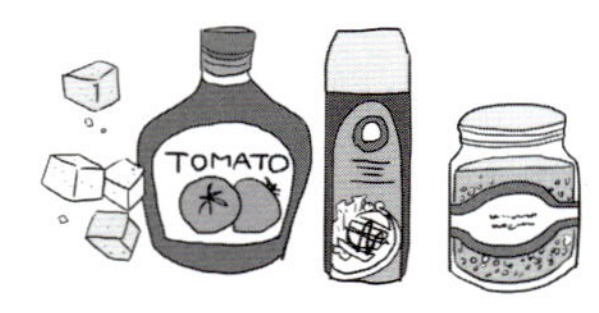

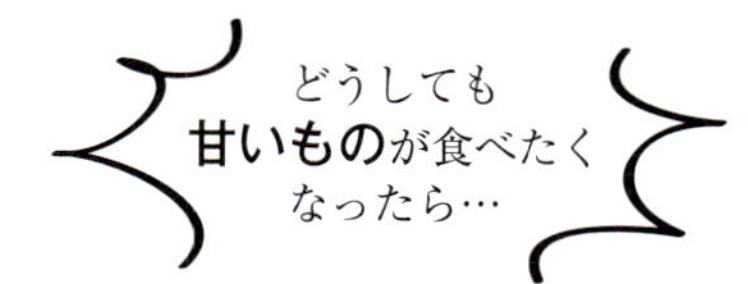

和菓子よりも洋菓子とおぼえましょう。ようかんやまんじゅうより、プリンやシュークリームのほうが、糖質も低く、乳製品を使っている分、栄養も豊富です。

肉・卵・チーズ以外で

ドクター渡辺 # おすすめ食品や調味料

野菜は ⇨ ビタミンCを補給する目的で、適度に

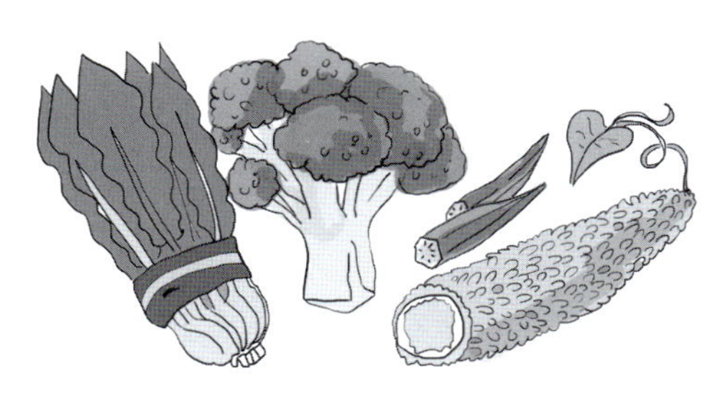

ダイエットだからといって、毎食山盛りの野菜を食べる必要はありません。MEC食では、野菜は料理を彩りよく、おいしく食べられる好みの量でけっこうです。ビタミンCは緑や赤など色の濃い野菜に多く含まれています。糖質が少ない色の濃い葉もの野菜を適量とおぼえましょう。例→サラダ菜、リーフレタス、ほうれん草、小松菜、チンゲン菜、モロヘイヤ、つるむらさき、ベビーリーフなど。ほかにブロッコリー、オクラ、ゴーヤ、もやしなども糖質が少ないです。

たんぱく質は ⇨ 動物性たんぱく質をしっかりと

たんぱく質には動物性（肉・魚・乳製品・卵）と植物性（大豆製品）がありますが、たんぱく質の質を示すアミノ酸組成が、動物性のほうがすぐれており、より上質です。なかでも肉・卵・チーズには、筋肉や血管、免疫向上、体温上昇など、体をつくるたんぱく質（アルブミン）を体内で合成するのに必要な栄養素が多く、吸収もよく、効率的に体内で働きます。

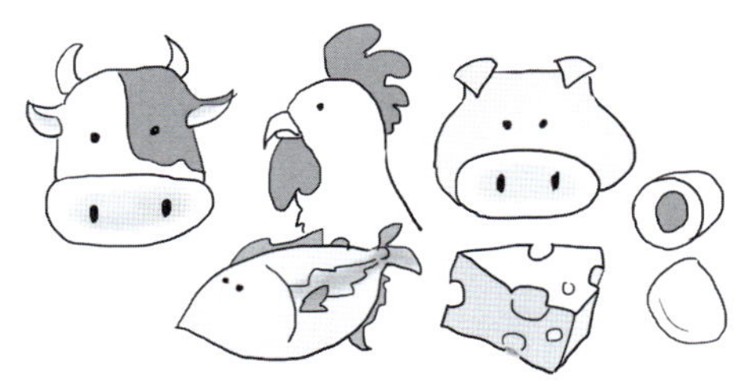

油脂は ⇨ 油も動物性を中心に

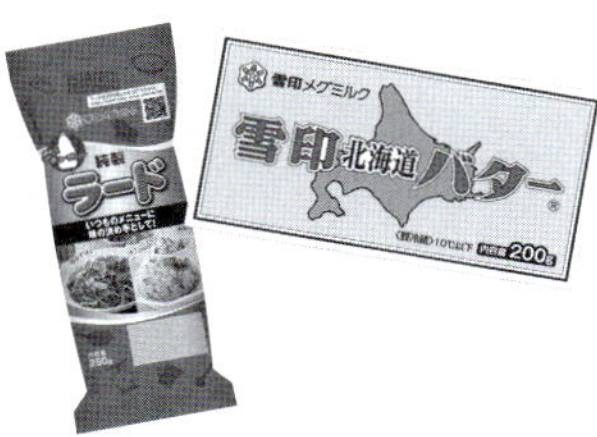

〈左〉ラードはスーパーで売られているチューブ入りのものが手軽。ラード（チューブタイプ）220円+税
〈右〉バターは有塩、無塩のどちらでも好きなほうで。マーガリンは絶対ＮＧ！ 雪印北海道バター 200g 405円+税／ともに雪印メグミルク

MEC食で使う油は、バターやラードなど加熱に強く酸化しにくい動物性油脂をすすめています。コレステロールを心配される人も多いと思いますが、厚生労働省2015年版日本人の食事摂取基準では、コレステロール基準が撤廃されました。食事でコレステロール値は上がらないので、安心して使ってください。

調味料は ⇨ 塩、こしょうで、シンプルに

味つけは塩、こしょうを基本にすれば、糖質ゼロで安心。ほかに糖質の少ない調味料は、しょうゆ、酢、マヨネーズ、マスタード、カレー粉や一味唐辛子などの香辛料。どうしても甘味がほしいときは、糖質ゼロの甘味料を。

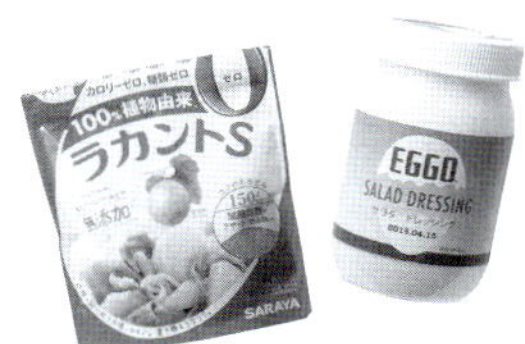

〈左〉糖質ゼロの甘味料は便利だが、これが呼び水になって甘いものが欲しくなることがあるので量や頻度に注意を。
〈右〉沖縄のソウルフード的マヨネーズ「EGGOサラダドレッシング」。ゆで卵にかけるとおいしい！

おかずに、おやつ、デザートに。
いろいろ大活躍すること間違いなし

チーズやせメニュー

チーズを食べる習慣がないという人は、
まずは料理のトッピングとして使ってみましょう。
いろいろ試して楽しく毎日続けてください。

チーズは
種類がいろいろ
あります！

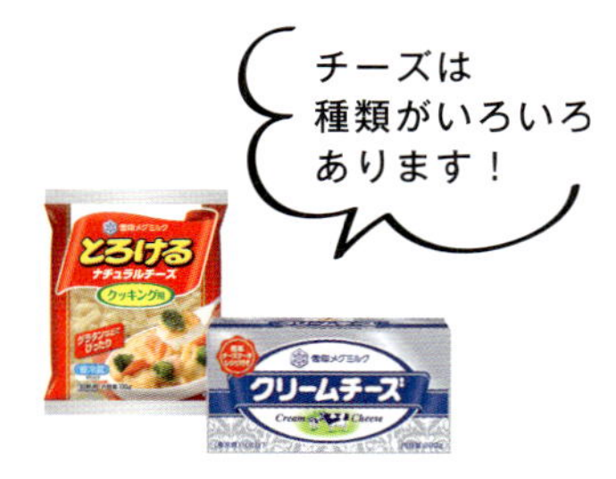

〈左から〉とろける スライス（7 枚入り）340 円＋税、クリームチーズ 385 円＋税／ともに雪印メグミルク

チーズで肉おかず

鶏胸肉のピッツァ

1人分 糖質量 3.2g

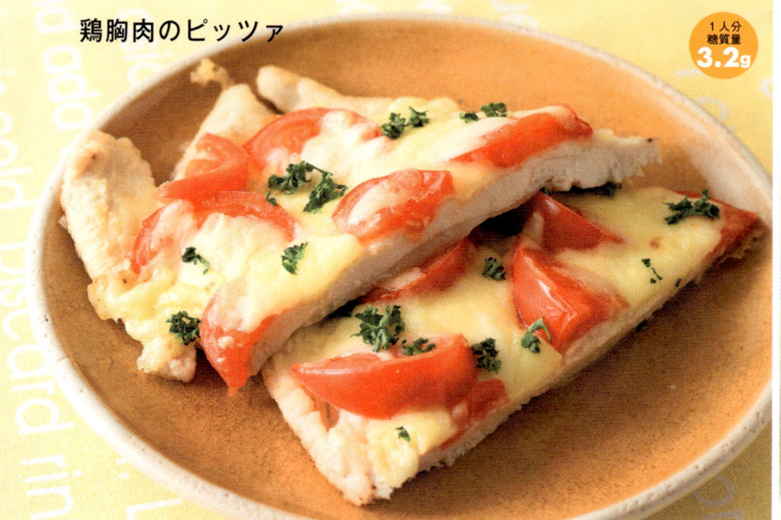

豚肉のにらみそチーズ焼き

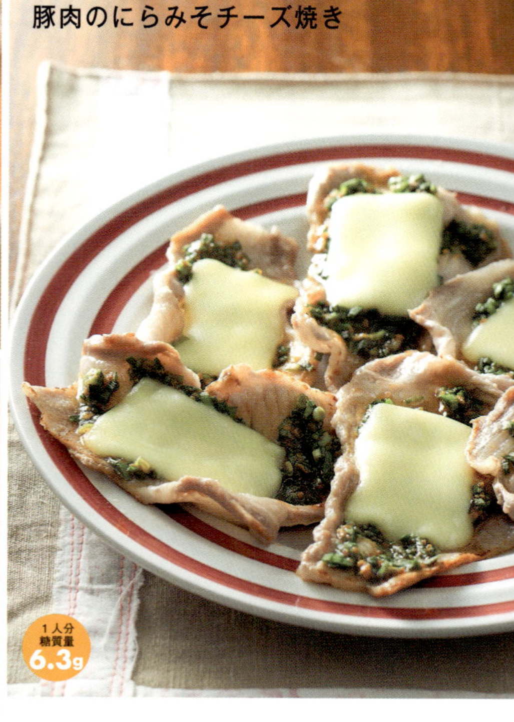

1人分 糖質量 6.3g

豚肉のチーズ焼き

1人分 糖質量 0.7g

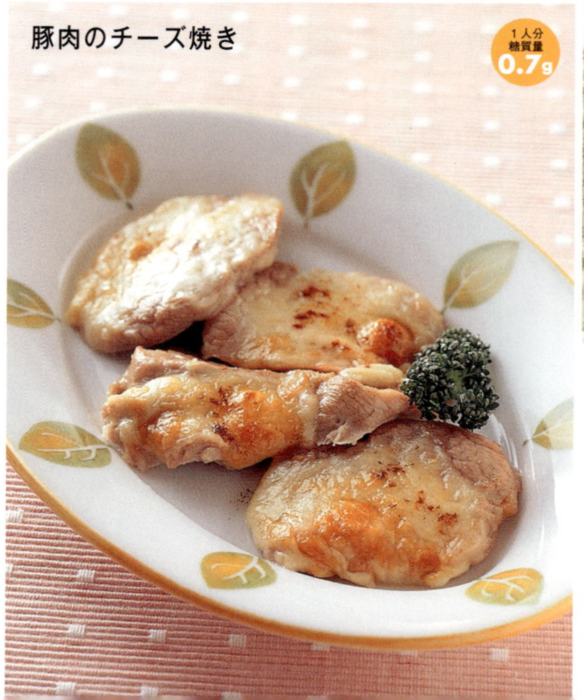

チーズでおつまみ

ブロッコリーのクリームチーズあえ

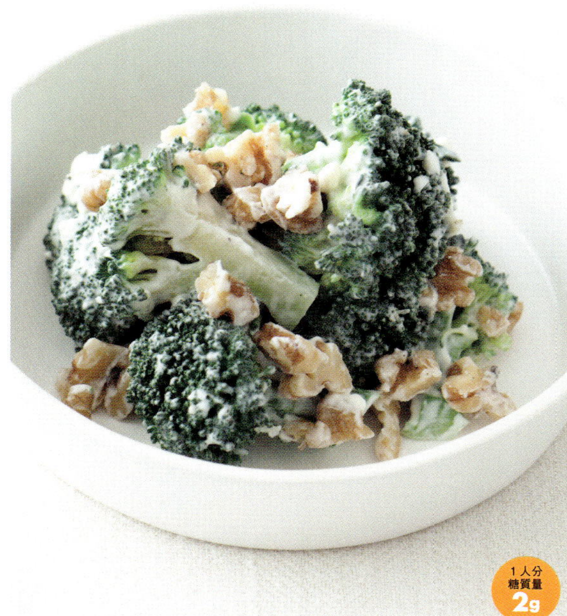

カプレーゼ

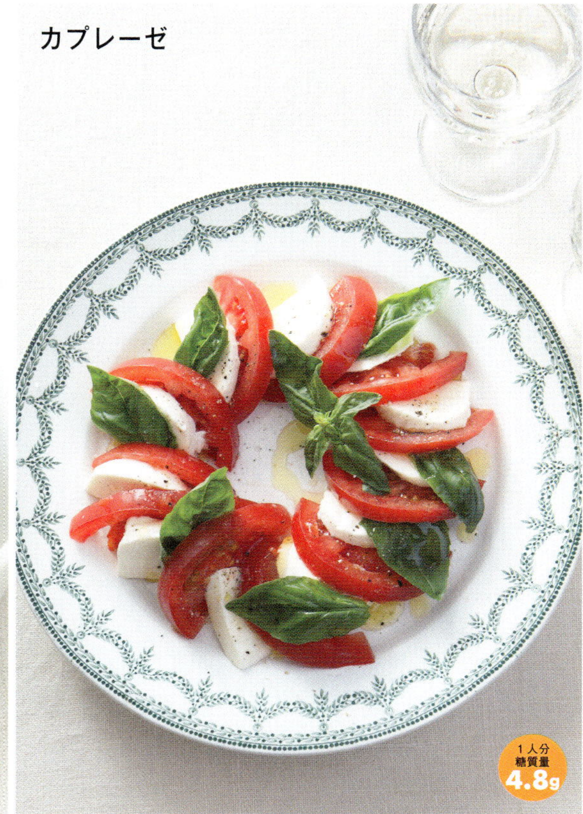

とろとろチーズとルッコラのサラダ

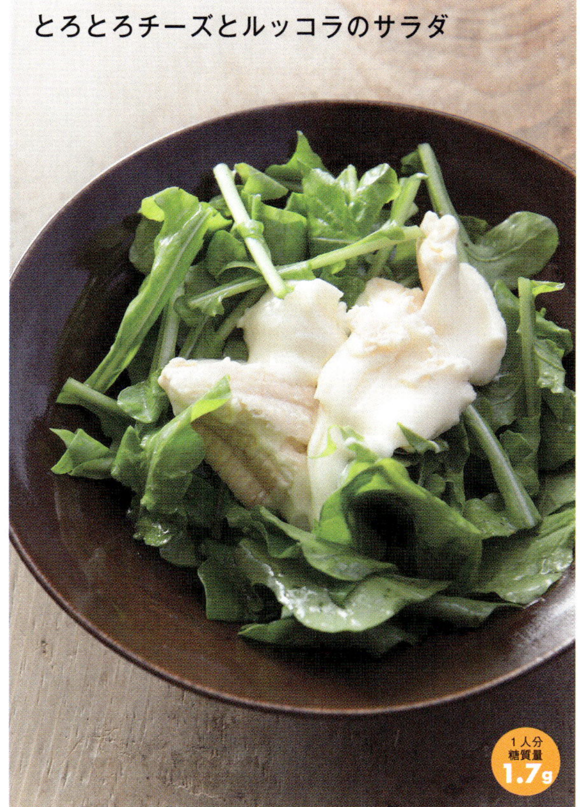

ミックスチーズのとろとろ卵ココット

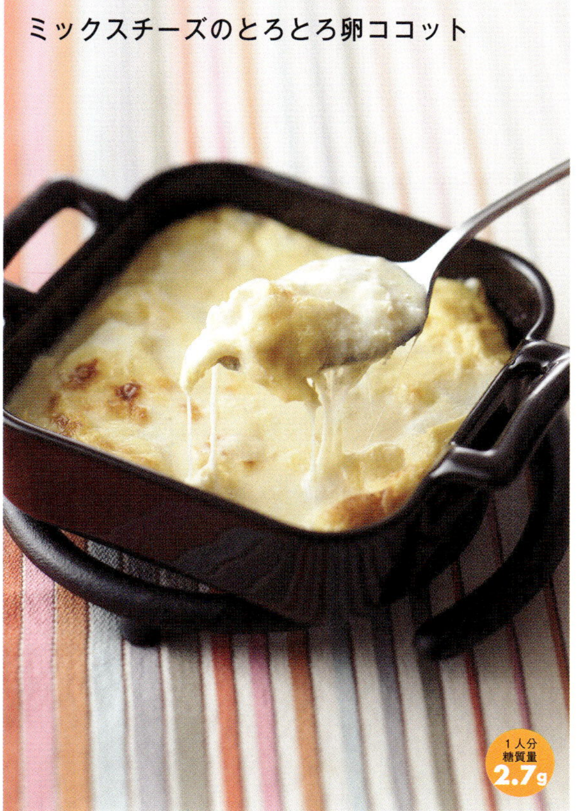

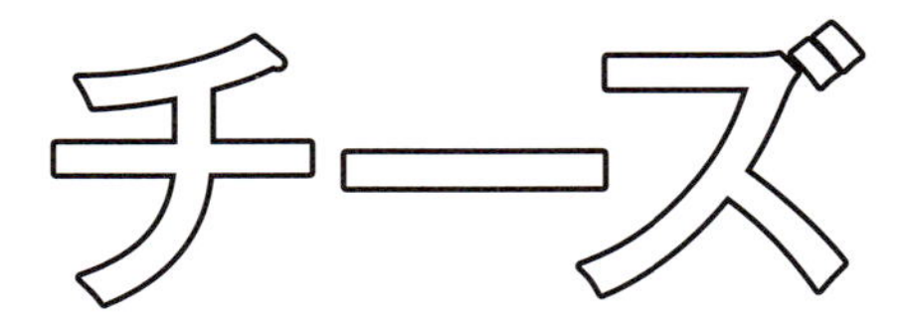

Cheese チーズ

プロセスチーズの糖質量→100gあたり1.3g。
＊作りおきできるメニューは、冷蔵庫で4〜5日間保存可。

低糖質食品で栄養豊富！
カルシウムの供給No.1食品

チーズ100gを作るのに牛乳1000mℓが必要といわれ、チーズの栄養は牛乳の10倍！6Pチーズ1個でコップ1杯の牛乳の栄養がとれることになります。日本人に不足しがちなカルシウムが非常に豊富で、吸収率も高く、体内で効率よく働きます。またチーズは製造段階で、牛乳に含まれる乳糖（糖質）のほとんどがとり除かれるため、チーズの糖質は牛乳の約¼ほどになります。

チーズをトッピングしたピザ風おかず。
鶏胸肉がしっとり焼きあがる

鶏胸肉のピッツァ

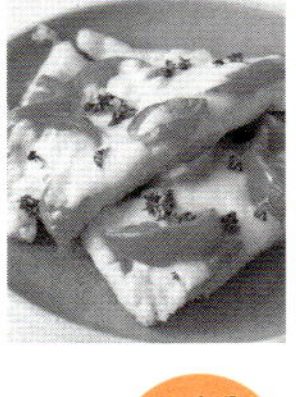

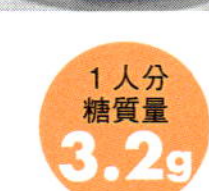

［材料・2人分］

鶏胸肉……1枚(300g)
トマト……½個
ピザ用チーズ……50g
A 塩……小さじ¼
こしょう……少々
にんにく(すりおろし)……少々
小麦粉……少々
油(おすすめはラードかバター)……大さじ2
パセリ……少々

［作り方］

1 鶏肉は縦長に置き、底面から7〜8㎜のところまで縦中央に切り目を入れる。切れ目に包丁を入れて厚みが7〜8㎜になるように左右に開く。反対側も同様に広げたら、全体にたたいて厚みを均等にする。Aで下味をつけ、小麦粉をごく薄くまぶす。

2 オーブンの天板にアルミホイルを敷いて油大さじ1を全体に塗り、1をのせ、残りの油を全体に塗る。230℃のオーブンで5〜6分焼き、8割ほど火を通す。

3 2にチーズ、くし形に切ったトマトをのせ、3〜4分焼く。チーズがとけたら、とり出して食べやすく切る。器に盛り、あらみじん切りのパセリを散らす。

＊小麦粉は、気になる人は省いてもかまいません。

肉にチーズをのせて
オーブントースターで焼くだけでOK

豚肉のチーズ焼き

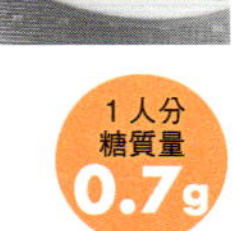

［材料・1〜2人分］

豚ヒレかたまり肉……200g
ピザ用チーズ……50g
塩、こしょう……各少々
パセリ……少々

［作り方］

1 豚肉は5〜6㎜厚さのそぎ切りにし、塩、こしょうをふる。

2 オーブントースターにオーブンシートを敷いて豚肉を並べ、チーズを均等にのせる。チーズがとけてこんがりするまで5〜6分焼き、器に盛り、パセリを添える。

(検見﨑)

豚肉、みそ、チーズの相性のよさに
びっくり。酒のつまみによし！

豚肉のにらみそ

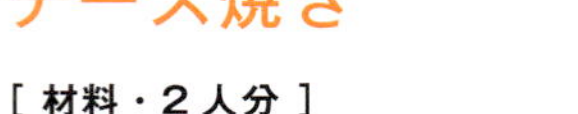

チーズ焼き

1人分
糖質量
6.3g

［材料・2人分］

豚薄切り肉(しょうが焼き用)……6枚(200g)
にら……¼束
A みそ……大さじ1½
みりん……大さじ1
プロセスチーズ(5㎜厚さ)……6切れ(約60g)
油(おすすめはラードかバター)……小さじ1

［作り方］

1 にらは小口切りにし、Aをまぜて5分ほどおく。

2 豚肉は筋切りをし、油を熱したフライパンに並べ入れる。1分ほど焼いて裏返し、火を止める。

3 肉に1を均等に塗り、チーズを1切れずつのせ、ふたをしてチーズがとけるまで弱火で2〜3分焼く。(重信)

クリームチーズがかたい場合は、
数秒レンジで加熱すると
やわらかくなります

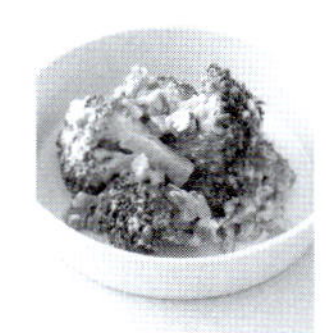

ブロッコリーの
クリームチーズあえ

[材料・2人分]

クリームチーズ(室温に置く)……50g
ブロッコリー……200g
くるみ……30g
牛乳……小さじ1
塩、こしょう……各少々

[作り方]

1 ブロッコリーは小房に切り分け、塩大さじ1（分量外）を入れた熱湯でゆで、水けをきってあら熱をとる。くるみはビニール袋に入れてあらく砕く。

2 クリームチーズをやわらかくし、牛乳を加えてねりまぜる。ブロッコリー、くるみを加えてあえ、塩、こしょうで味をととのえる。（牛尾）

＊チーズの量は好みで増やしてもかまいません。

モチモチした食感の
モッツァレラチーズを
使って。MECイタリアン

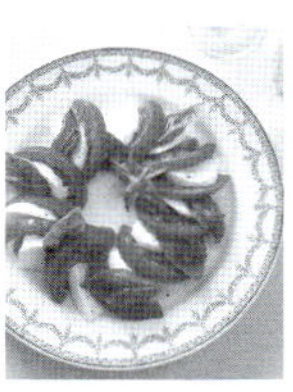

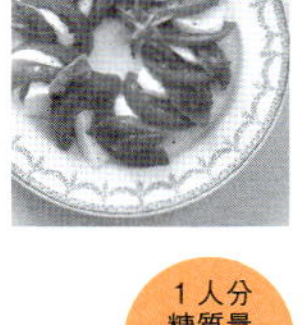

カプレーゼ

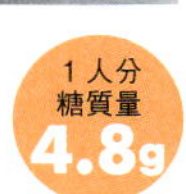

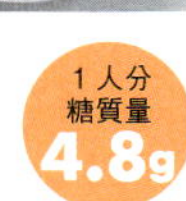

[材料・1人分]

モッツァレラチーズ……1個
トマト(できれば完熟)……小1個
バジル(生)……好みの量
塩、あらびき黒こしょう……各適量
オリーブ油(またはアマニ油、しそ油など)……好みの量

[作り方]

1 モッツァレラチーズ、トマトはともに1cm厚さの半月切りにする。

2 器にモッツァレラチーズ、トマト、バジルを順に重ねて盛る。塩、こしょうをふり、オリーブ油をまわしかける。（堤）

チーズがかたい場合は、
軽くレンジに
かけるとやわらかくなります

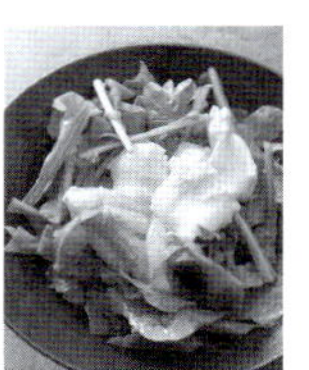

とろとろチーズと
ルッコラのサラダ

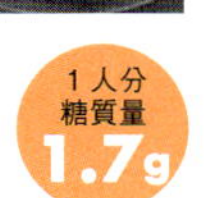

[材料・1人分]

カマンベールチーズ……30g
ルッコラ……1束
レモン汁……小さじ2
オリーブ油（またはアマニ油、しそ油など）……大さじ1
塩……小さじ¼
こしょう……適量

[作り方]

1 ルッコラは4cm長さに切り、水に放してシャキッとさせ、よく水けをきる。

2 器に盛り、レモン汁、オリーブ油、塩、こしょうをふる。チーズは室温に戻し、かたい場合は30秒ほど電子レンジにかけ、割ってのせる。（堤）

チーズがたっぷり食べられる！
酒のつまみにも、おやつにも。

ミックスチーズの
とろとろ卵ココット

1人分
糖質量
2.7g

[材料・1人分]

モッツァレラチーズ……1個
ピザ用チーズ……30g
バター……少々
卵……1個
A 生クリーム……大さじ2
　塩……小さじ⅓
　こしょう……少々

[作り方]

1 モッツァレラチーズは手であらく裂く。

2 耐熱皿にバターを薄く塗り、1、ピザ用チーズを交互に入れる。

3 ボウルに卵をときほぐし、Aを加えてまぜ合わせ、2に流し入れる。

4 オーブントースターで約15分、焼き色がつくまで焼く。（新井）

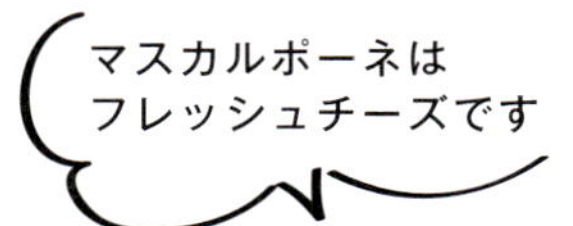

雪印北海道100 マスカルポーネ
235円＋税／雪印メグミルク

チーズデザート

レアチーズケーキ
1人分
糖質量
4.1g

ティラミスクリーム
1人分
糖質量
1.1g

焼きチーズケーキ
1人分
糖質量
1.8g

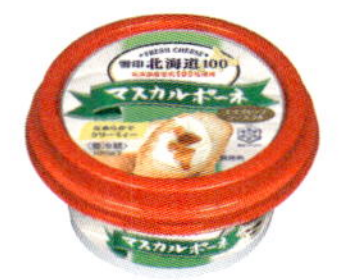

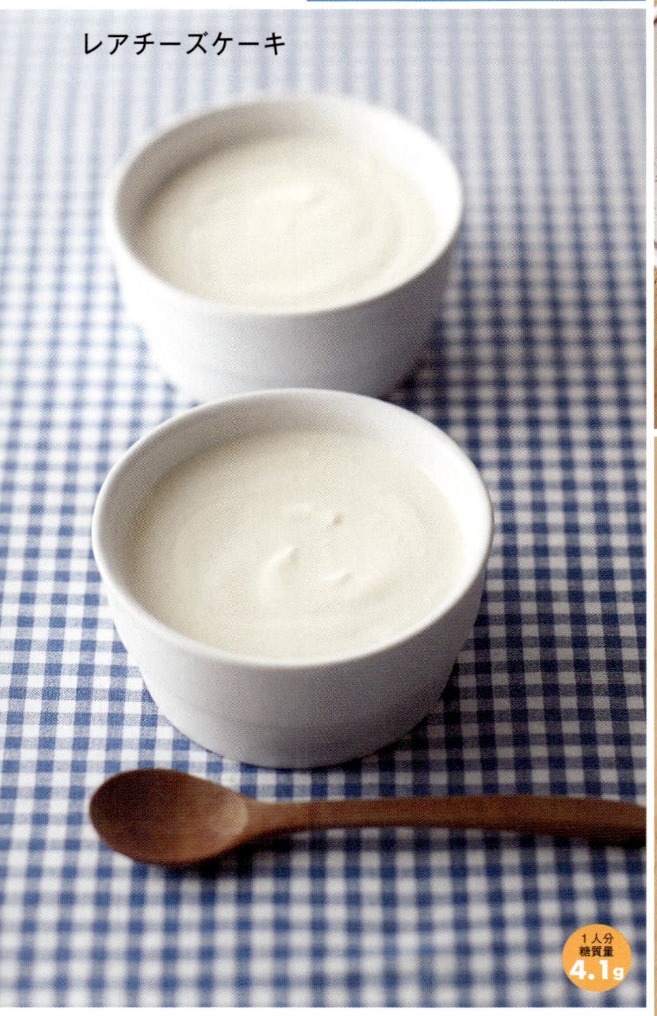

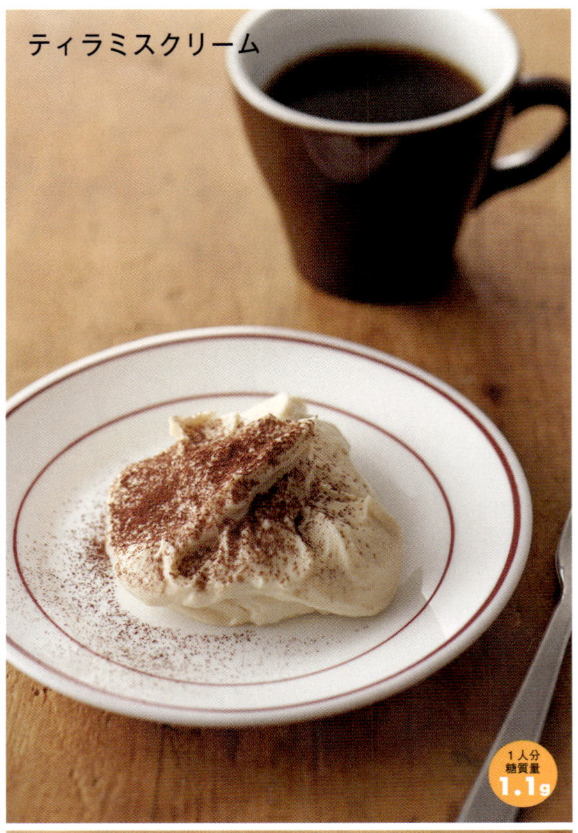

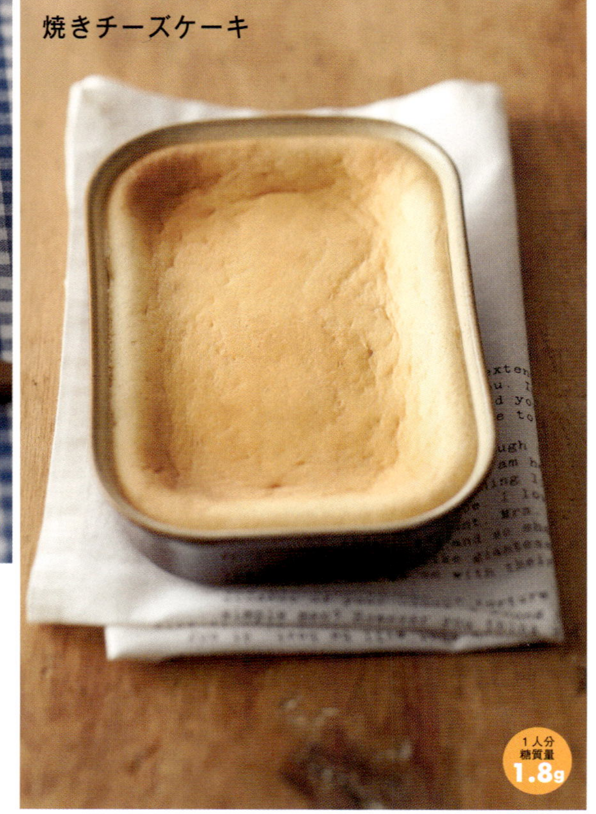

チーズでおやつ

プロセスチーズの梅しそのり巻き

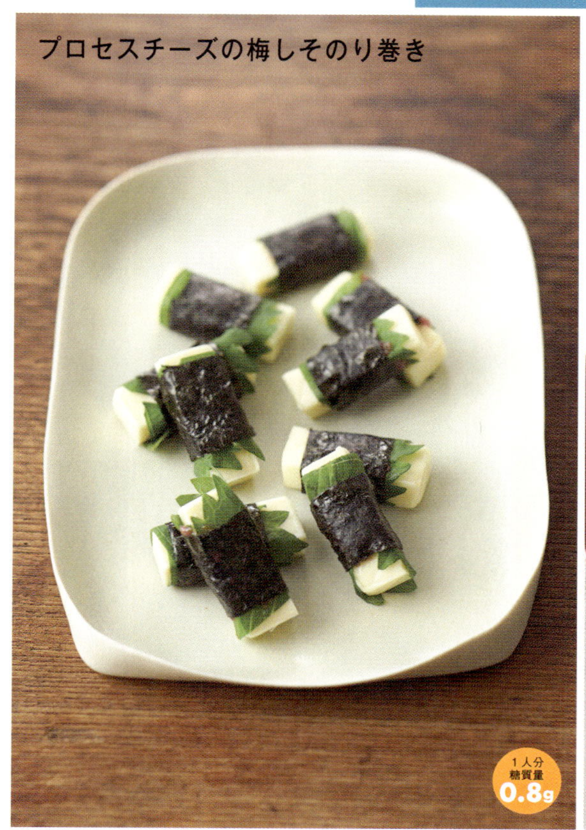

クリームチーズのスクエアナッツ

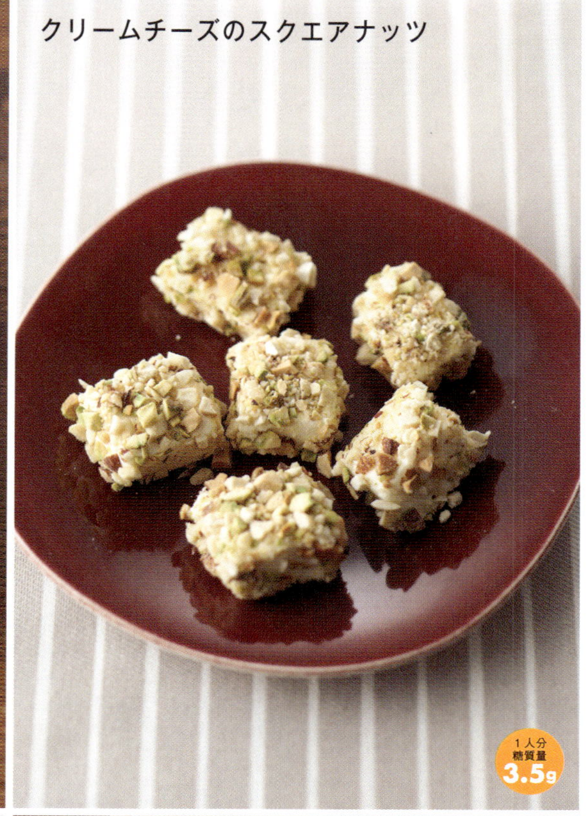

カマンベールチーズのディップ

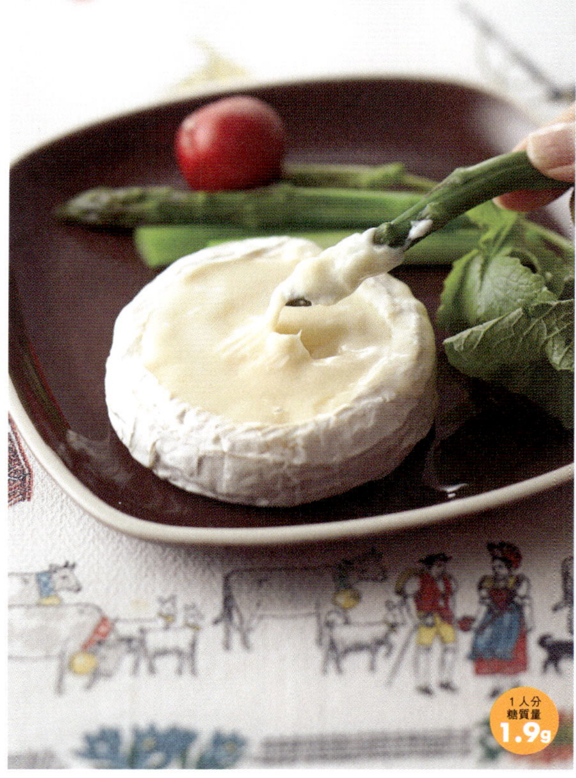

チーズチップス

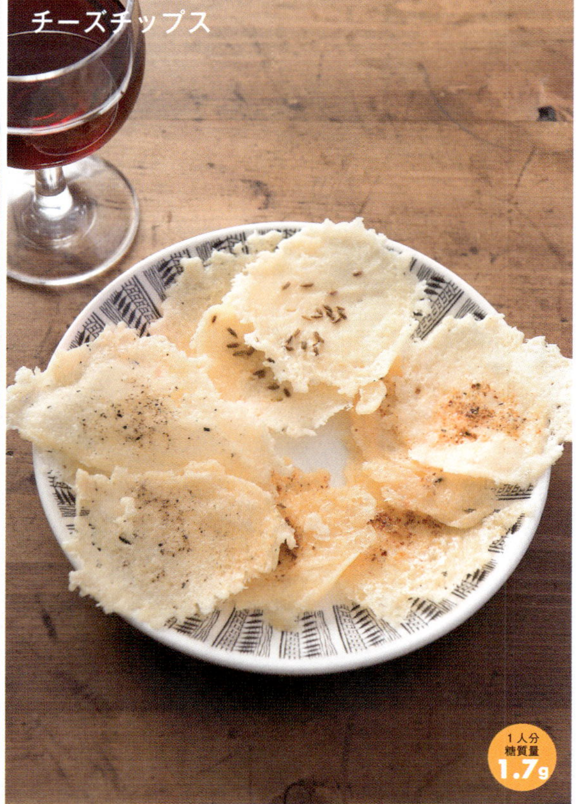

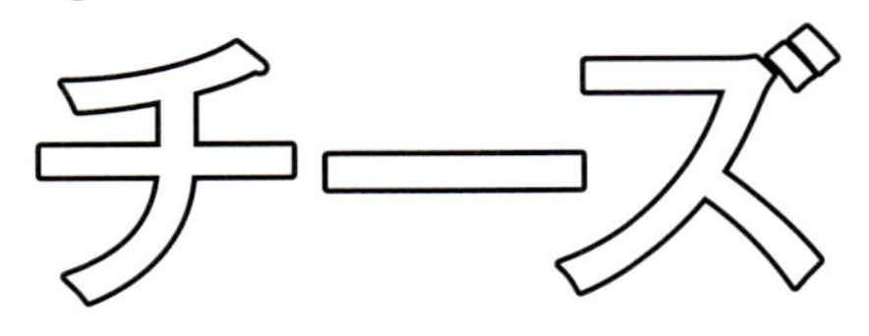

＊作りおきできるメニューは、冷蔵庫で4～5日間保存可。

チーズは種類が豊富です。
お気に入りを見つけて毎日楽しんで

乳を固めて発酵熟成させたのがナチュラルチーズ。原料の乳や製造方法、生産地などによって味わいが変わります。また乳酸菌も生きているので熟成とともに風味が変化します。
日本でなじみの深いプロセスチーズは数種類のナチュラルチーズを刻んで加熱して再形成したもの。加熱により発酵がとまるので、風味が一定です。

糖質ゼロの甘味料を使い、
チーズクリームのみで
低糖質にアレンジ

レアチーズケーキ

1人分
糖質量
4.1g

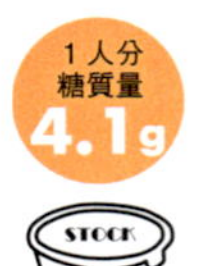

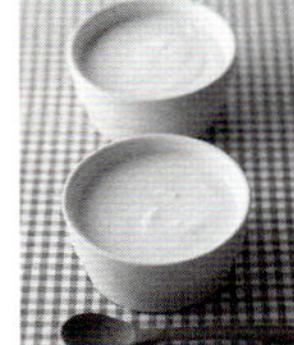

［ 材料・直径9×高さ4.5cm のココット3個分 ］

クリームチーズ……200g
粉ゼラチン……5g
A プレーンヨーグルト……80g
　生クリーム……100g
　糖質ゼロの甘味料（ラカントなど）……30g
レモン汁……小さじ2

［ 作り方 ］

1 クリームチーズは室温にしばらく置いてやわらかくする。
2 小さめのボウルに水大さじ3を入れ、粉ゼラチンをふり入れてふやかす。これを湯煎にかけてゼラチンをとかす。
3 別のボウルに1、A、レモン汁を入れ、泡立て器でなめらかになるまでまぜる。2を加えてさらにまぜる。
4 ココット型に流し入れ、冷蔵庫で冷やし固める。（新井）

イタリア風のデザート。
ココアのかわりに粉末コーヒーや
抹茶をふりかけても

ティラミスクリーム

1人分
糖質量
1.1g

［ 材料・2人分 ］

マスカルポーネチーズ……100g
糖質ゼロの甘味料（ラカントなど）
……15g
ココアパウダー……適量

［ 作り方 ］

1 ボウルにマスカルポーネ、糖質ゼロの甘味料を入れ、泡立て器でよくまぜ合わせる。
2 1をスプーンですくって器に盛り、茶こしでココアパウダーをふりかける。（新井）

卵白を別に
泡立てることで、
ふわっととろける食感に

焼きチーズケーキ

1人分
糖質量
1.8g

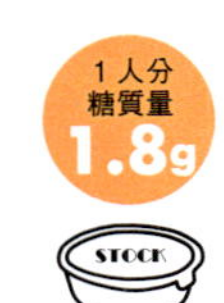

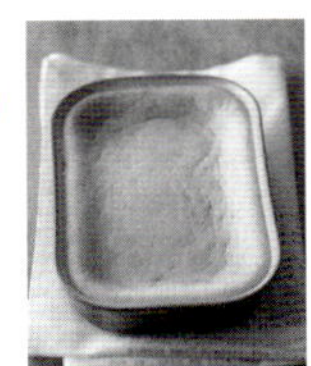

［ 材料・縦17×横11×高さ4cmの耐熱容器1台分 ］

クリームチーズ……100g
ヨーグルト……25g
卵……1個
糖質ゼロの甘味料（ラカントなど）
……30g

［ 作り方 ］

1 卵は卵黄と卵白に分ける。
2 ボウルにクリームチーズを入れ、クリーム状になるまで泡立て器でまぜ、糖質ゼロの甘味料半量を加えてまぜる。卵黄を3回に分けて加えたら、ヨーグルトも2回に分けて加えながらまぜ合わせる。
3 別のボウルに卵白を入れ、泡立て器（またはハンドミキサー）でもったりするまでまぜ、残りの甘味料を2回に分けて加え、しっかりツノが立つまで泡立てる。
4 2に3を3回に分けて加え、ゴムべらでさっくりとまぜ合わせる。
5 型に4を流し入れ、160℃に熱したオーブンで40分ほど焼く。表面が焦げるようであればアルミホイルをかぶせる。（新井）

ベビーチーズの食べ方アレンジ。
目先を変えたいときにどうぞ

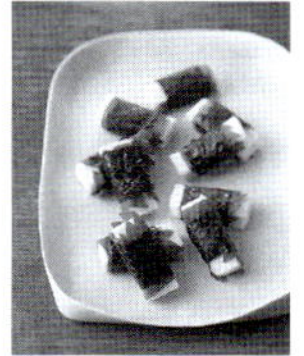

プロセスチーズの梅しそのり巻き

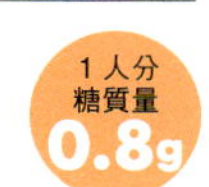

[材料・2人分]

ベビーチーズ……5個
青じそ……5枚
梅肉(ペースト)……小さじ1½
焼きのり……20×12㎝1枚

[作り方]

1 ベビーチーズは縦半分に切る。青じそは縦半分に切る。

2 のりは2×12cmの大きさに10枚切る。のりの表面に薄く梅肉を塗り、チーズと青じそをのせて端から巻き、巻き終わりを下にして器に盛る。(新井)

切ったクリームチーズのまわりに、
砕いたナッツをまぶすだけ

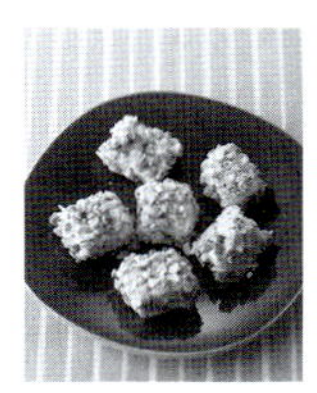

クリームチーズのスクエアナッツ

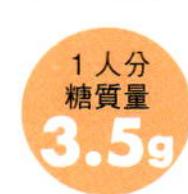

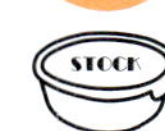

[材料・2人分]

クリームチーズ……40g
ミックスナッツ
(くるみ、アーモンド、ピスタチオなど)
……80g

[作り方]

1 ミックスナッツはあらく刻んでビニール袋に入れ、麺棒でたたいてこまかく砕く。バットに広げる。

2 クリームチーズを2cm角に切り、1のバットに入れてナッツを全面にまぶしつける。(新井)

カマンベールチーズを
レンジでチンするだけ。
スプーンですくって食べても

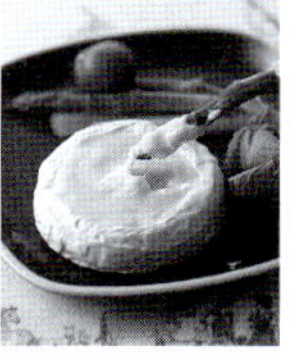

カマンベールチーズのディップ

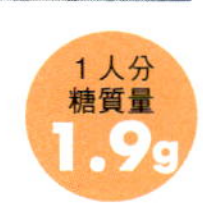

[材料・2人分]

カマンベールチーズ……1個
グリーンアスパラガス(ゆでたもの)……2本
ラディッシュ……1個

[作り方]

1 カマンベールチーズの上部、淵から5㎜の部分に切り込みを入れ、中心部分の皮をとり除く。

2 耐熱皿にチーズをのせ、ふんわりとラップをかけて電子レンジ(600W)で1分加熱する。グリーンアスパラ、ラディッシュなどを添える。(新井)

粉チーズをフライパンで
香ばしく焼いただけ。
スナックがわりのおやつに最適

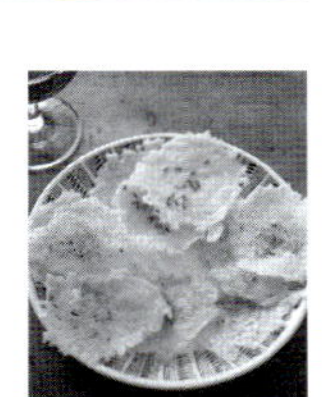

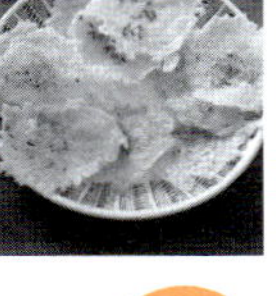

チーズチップス

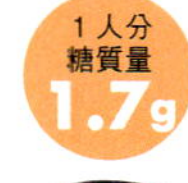

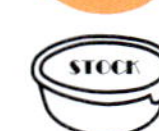

[材料・約2人分・12枚分]

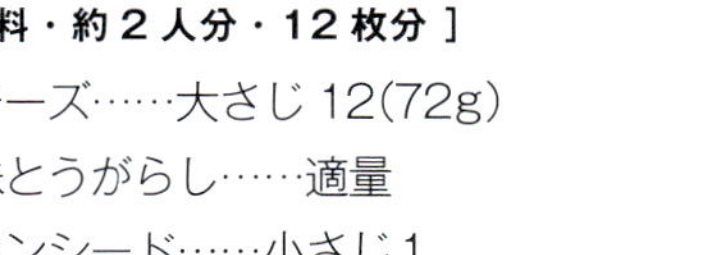

粉チーズ……大さじ12(72g)
一味とうがらし……適量
クミンシード……小さじ1
あらびき黒こしょう……適量

[作り方]

1 フライパンを熱し、粉チーズを大さじ1ずつ直径4cmほどに薄く広げる(計12枚)。

2 チーズがとけてきたら4枚ずつ、一味、クミン、こしょうをのせ、全体にとけたら一度裏返し、クッキングシートなどにとって冷ます。(堤)

タンパク質がしっかりとれる
汁もの＆鍋もの

体調がすぐれないときや、軽く食事をすませたい日には
汁ものが重宝します。野菜は好みや体調に合わせて、
種類や量を調節してください。

汁ものは、温めなおして食べられるので作りおきとしても大活躍。茶碗蒸しは和食では汁ものの位置づけなので、ここでは合わせてご紹介しました。冷やしてもおいしく、のどごしがいいので風邪ぎみのときにも最適です。

＊作りおきできるメニューは、冷蔵庫で4～5日間保存可。

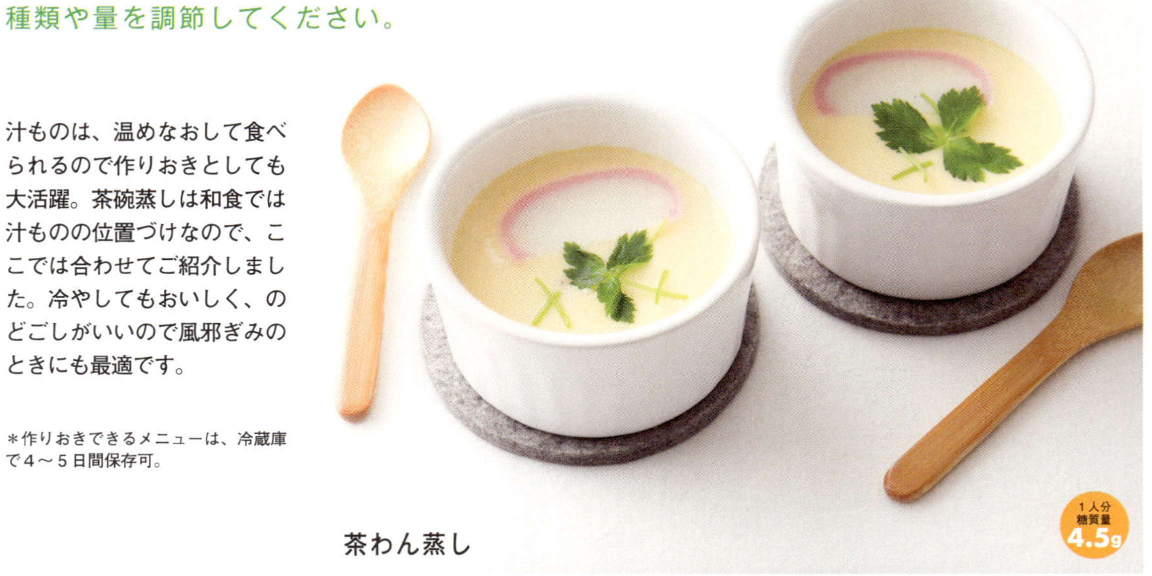

茶わん蒸し

1人分 糖質量 4.5g

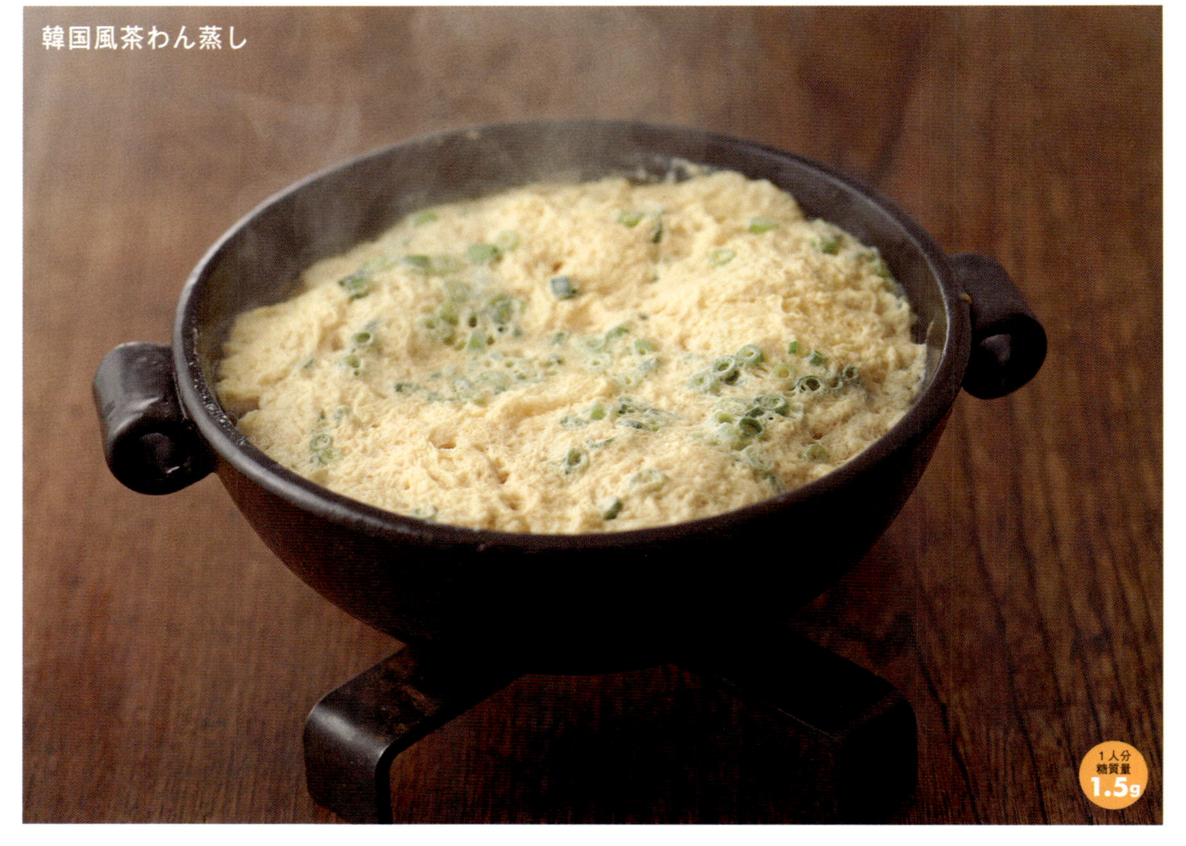

韓国風茶わん蒸し

1人分 糖質量 1.5g

巣ごもり風みそ汁

1人分
糖質量
5.7g

卵とえのきのサンラータン風

1人分
糖質量
2.3g

かき玉汁

1人分
糖質量
0.1g

ねぎのチーズグラタンスープ

1人分
糖質量
3.9g

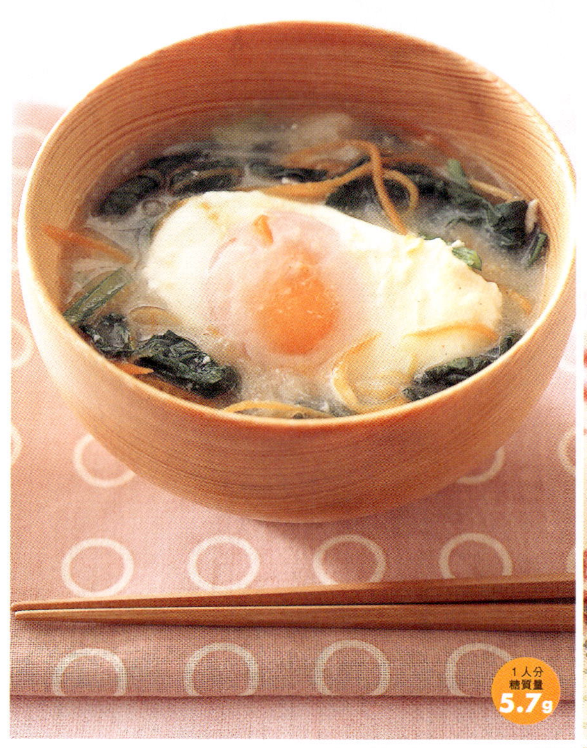

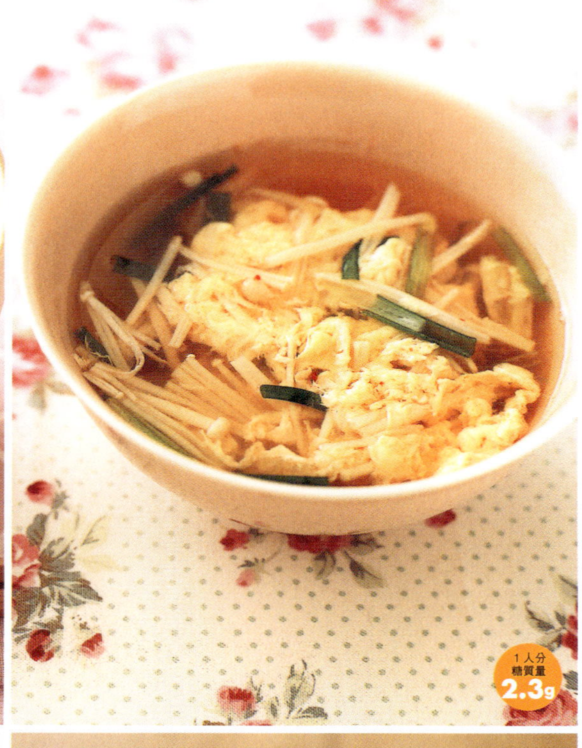

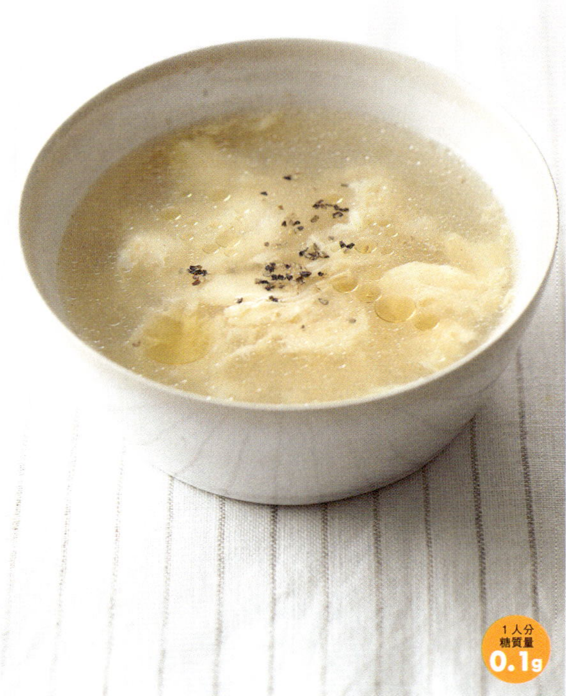

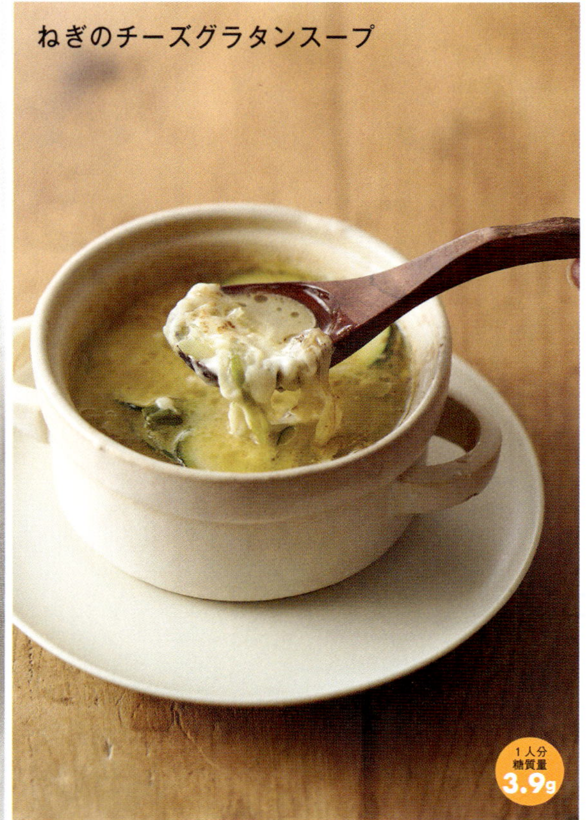

蒸し器がなくてもフライパンでできる。
なめらかな舌触りの和風茶碗蒸し

茶わん蒸し

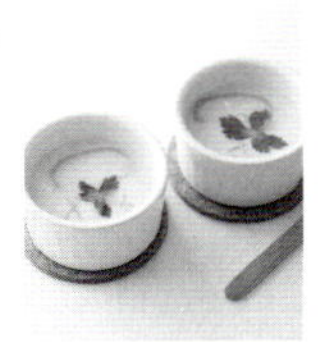

1人分 糖質量 4.5g

STOCK

[材料・2人分]

卵……1個
鶏胸肉……一口大2切れ
かまぼこ……2切れ
ぎんなん……4粒
三つ葉……少々
かつおだし……½カップ
A 薄口しょうゆ(またはしょうゆ)……小さじ½
　みりん……小さじ1

[作り方]

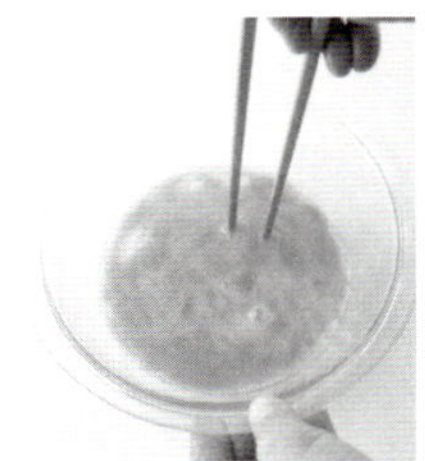

1 卵はボウルに割り入れ、菜箸で白身を切りながら、泡立てないようにときほぐす。

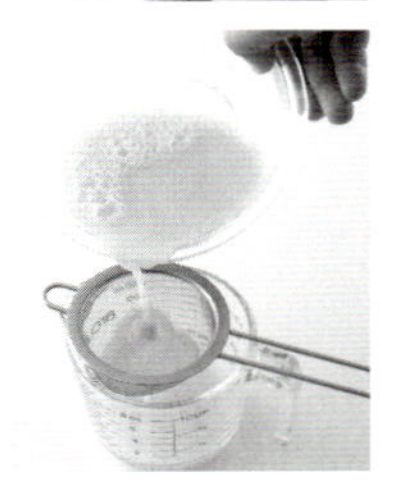

2 だし、Aを加えてよくまぜ、茶こしでこす。卵液をこすことで白身と黄身がよくまざってなめらかに。

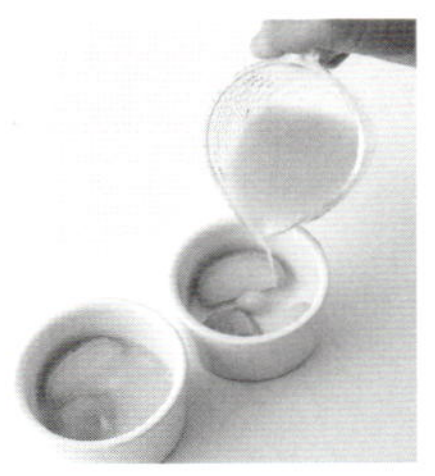

3 フライパンのふたが閉まる高さの耐熱容器を2つ用意する。それぞれに鶏肉、かまぼこ、ぎんなんを入れ、卵液を等分して入れる。

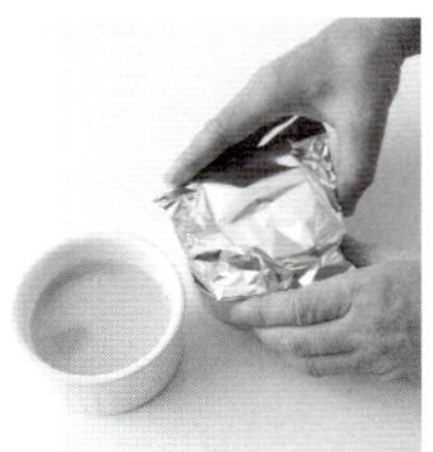

4 アルミホイルを器の大きさに合わせて切り、かぶせる。アルミホイルをかぶせればフライパンのふたの水滴が落ちても大丈夫。

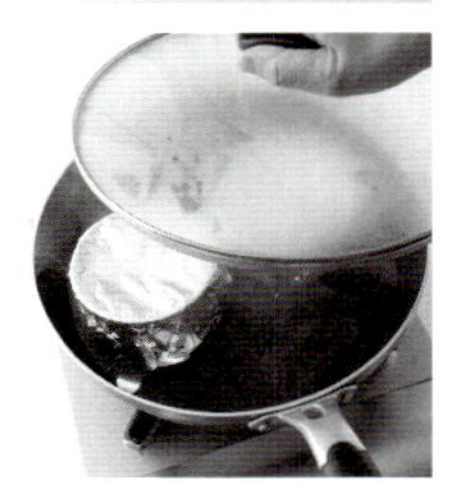

5 フライパンに4を並べ、熱湯を器の高さの 1/3 くらいまで注ぐ。ふたをして弱火で 10 分、火を止めて 10 分おく。竹ぐしで中央を刺してみて、透明な汁が出てくればOK。にごった汁であれば、もう少し加熱する。仕上げに三つ葉をのせる。(牛尾)

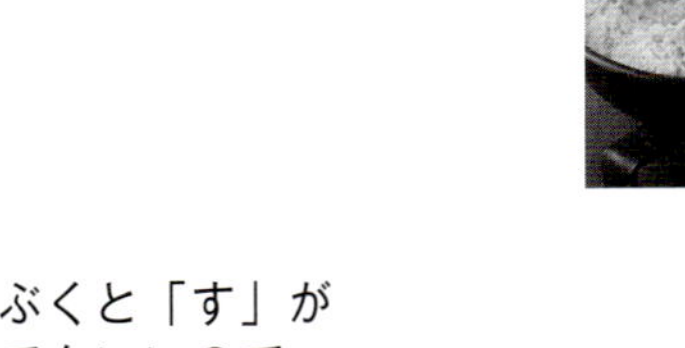

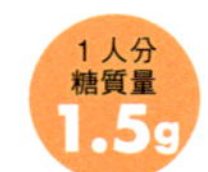

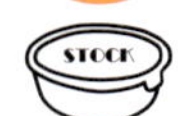

ぷくぷくと「す」が
入ってもいいので、
茶碗蒸し初心者でも
失敗知らず！

韓国風茶わん蒸し

[材料・2人分]

卵……3個
A 酒……小さじ1
　塩……小さじ½
万能ねぎ(小口切り)……1本
かつおだし……250㎖
ビーフブイヨン(固形・砕く)……1個分

[作り方]

1 ボウルに卵を割り入れ、泡立て器でまぜ、ざるに通してこす。A、万能ねぎを加えてまぜ合わせる。

2 小さめの土鍋にだし、ビーフブイヨンを入れて中火にかける。煮立ってきたら1を静かに回し入れる。鍋肌の卵が固まってきたら底からすくうようにふんわりとまぜ、しばらくしてからもう一度まぜる。

3 ふたをして弱火で2～3分蒸し煮にする。火を止め、そのまま2分蒸らす。(新井)

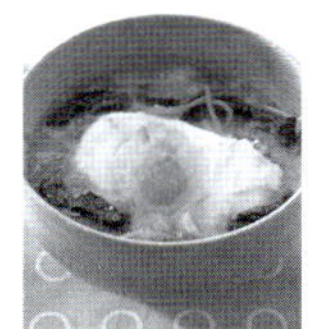

いつものみそ汁に
卵を落とすだけ。
野菜の種類はお好みで。

巣ごもり風みそ汁

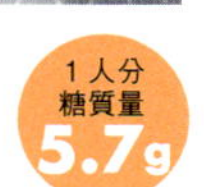

［ 材料・2人分 ］

卵……2個
小松菜……75g
玉ねぎ……⅛個
にんじん……¼本
かつおだし……2カップ
みそ……大さじ2

［ 作り方 ］

1 小松菜は根元を切り落として4㎝長さに切り、玉ねぎは薄切りにする。にんじんはせん切りにする。

2 鍋にだしを入れて煮立て、1を入れたらすぐに卵を1個ずつ離して割り入れる。半熟状になるまで2～3分煮て、仕上げにみそをとき入れてすぐに火を止める。

（重信）

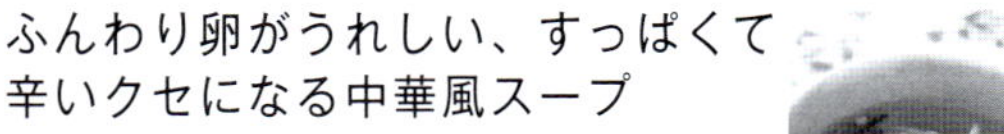

ふんわり卵がうれしい、すっぱくて
辛いクセになる中華風スープ

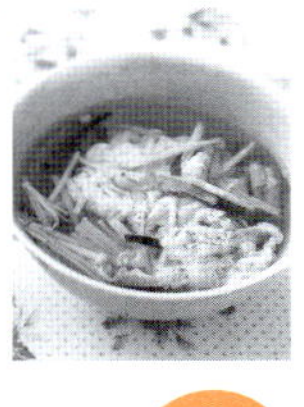

卵とえのきのサンラータン風

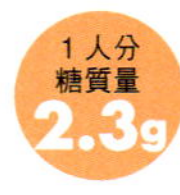

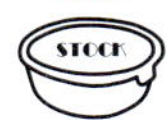

［ 材料・2人分 ］

卵……1個
えのきだけ……½パック
万能ねぎ……1本
A ｜鶏ガラスープの素（顆粒）……小さじ1
　 ｜水……2カップ
塩、こしょう……各少々
酢、豆板醤……各小さじ½
しょうゆ……適量

［ 作り方 ］

1 えのきだけは根元を落として長さを半分に切り、万能ねぎは縦に2～3本切り込みを入れてから3㎝長さに切る。

2 卵はときほぐし、塩、こしょうをふってまぜる。

3 鍋にAを煮立て、1、豆板醤を加えて2～3分煮る。しょうゆで味をととのえ、2を回し入れる。仕上げに酢を加え、ひと煮立ちさせる。（栗山）

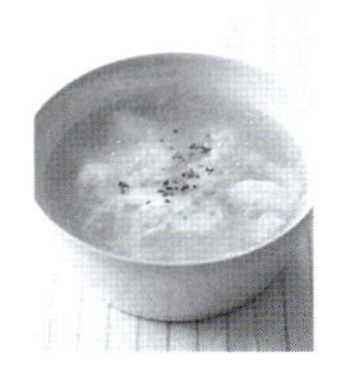

片栗粉を加えないで作る、
糖質ほぼゼロのかき玉汁。
体調がすぐれないとき最適

かき玉汁

1人分
糖質量
0.1g

［ 材料・2人分 ］

とき卵……2個
塩豚のゆで汁（p35）……2カップ
＊または、湯2カップに鶏ガラスープの素（顆粒）小さじ2をとかして。
塩、あらびき黒こしょう……各少々
ごま油（またはバター）……少々

［ 作り方 ］

塩豚のゆで汁を鍋に入れて温め、とき卵を流し入れる。卵がふわっとしたら塩で味をととのえ、仕上げにごま油で香りをつけ、黒こしょうをふる。（新井）

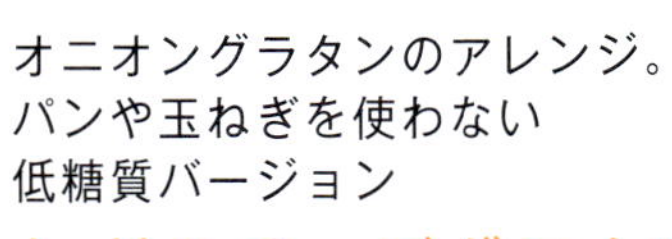

オニオングラタンのアレンジ。
パンや玉ねぎを使わない
低糖質バージョン

ねぎのチーズグラタンスープ

1人分
糖質量
3.9g

［ 材料・2人分 ］

ピザ用チーズ……100g
長ねぎ……1本
ズッキーニ……4㎝
バター……大さじ2
チキンブイヨン（顆粒）……小さじ1
塩、こしょう…… 各少々

［ 作り方 ］

1 長ねぎは斜め薄切り、ズッキーニは薄い輪切りにする。

2 フライパンにバターを入れて弱火で熱し、ねぎが焦げないようにじっくり炒める。水2カップを入れ、煮立ったらブイヨンを加え、塩、こしょうをする。

3 耐熱容器に2を入れ、ズッキーニを浮かべてピザ用チーズをのせる。オーブントースターで12分ほどチーズがとけるまで焼く。（新井）

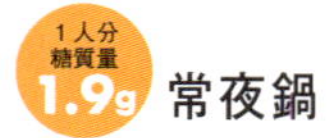

常夜鍋

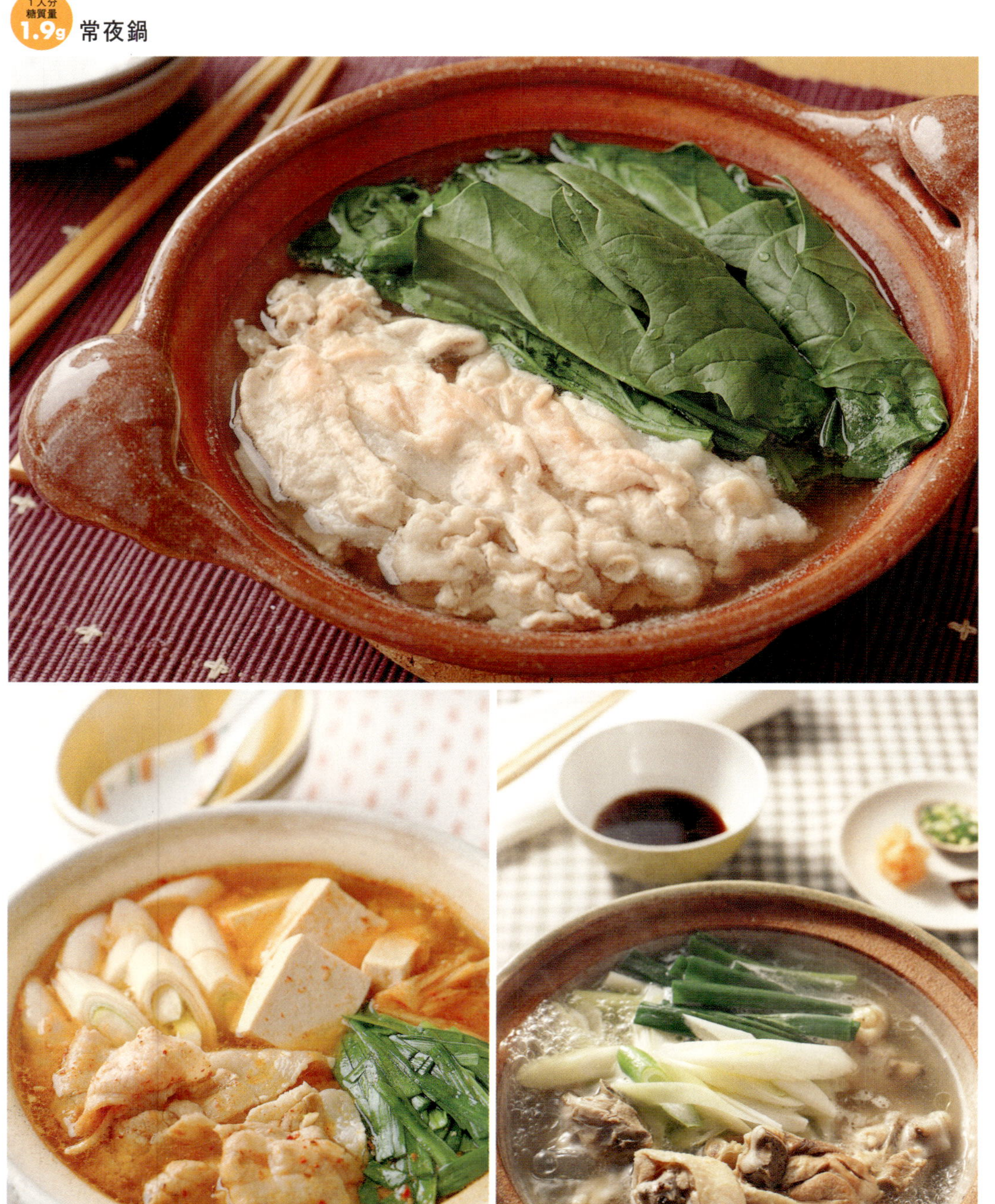

1人分
糖質量
11g

キムチ鍋

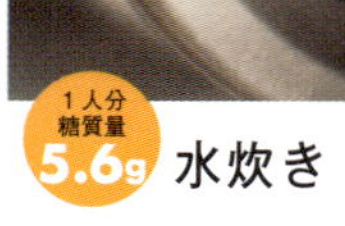

水炊き

1人分 糖質量 2.8g 肉だんごスープ

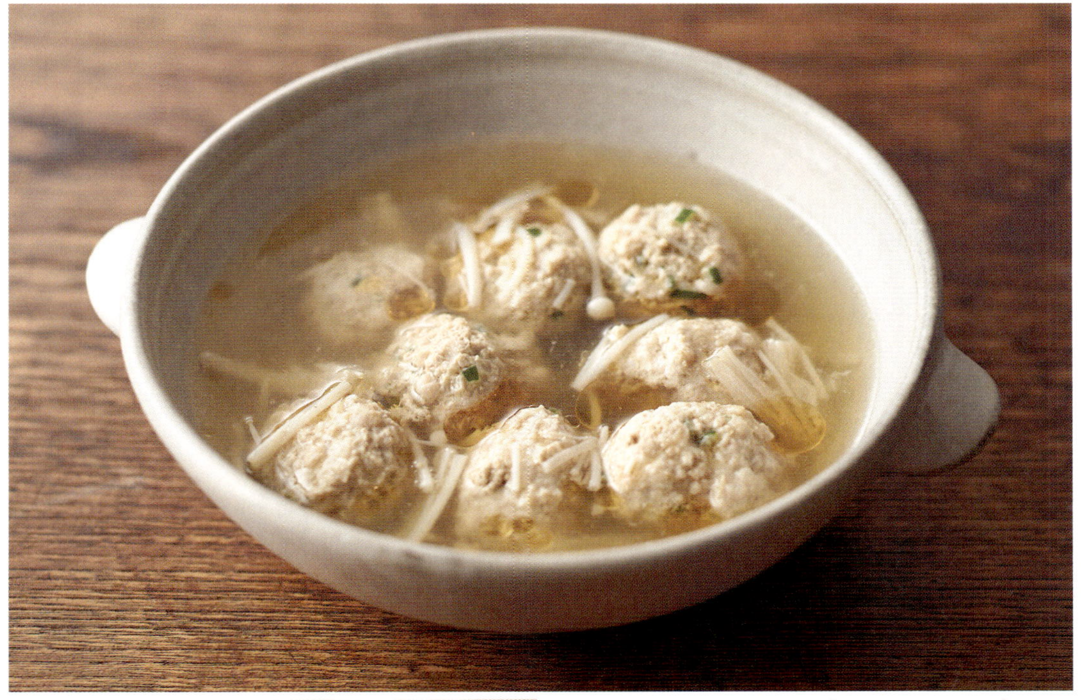

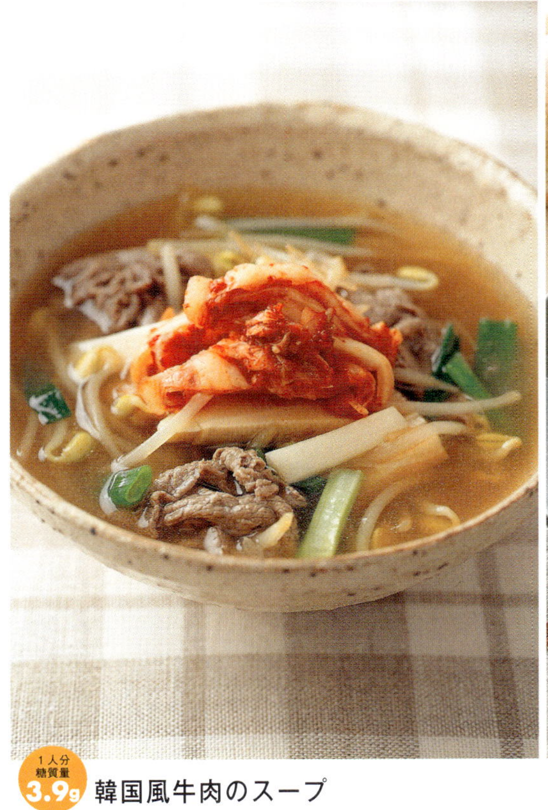

1人分 糖質量 3.9g 韓国風牛肉のスープ

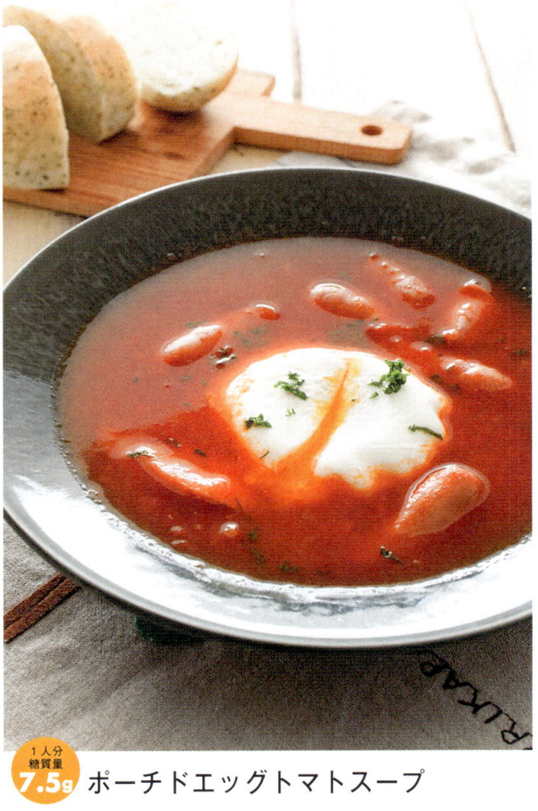

1人分 糖質量 7.5g ポーチドエッグトマトスープ

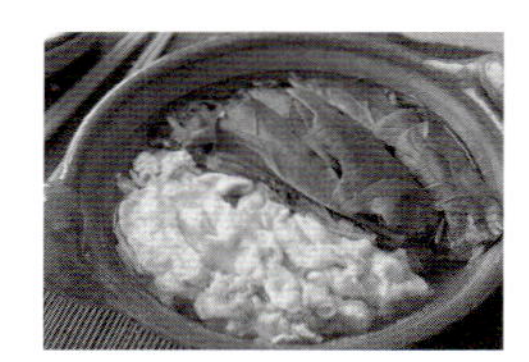

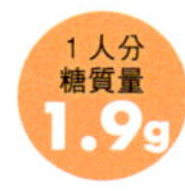

材料は２種類だけの
シンプル＆簡単さ。
あと１品というときに便利

常夜鍋

［ 材料・1～2人分 ］

豚ロース薄切り肉（しゃぶしゃぶ用）
……250g
ほうれん草……½束
酒……大さじ2
ポン酢しょうゆ……適量

［ 作り方 ］

1 ほうれん草はきれいに洗い、根元を切り落とす。

2 土鍋（直径21cm）に水を八分目まで入れ、酒を加えて中火でひと煮立ちさせる。弱火にして豚肉と1を適量入れる。

3 煮えたものからポン酢しょうゆをつけて食べる。好みでねぎの小口切りやおろししょうがなどの薬味を添えても。（武蔵）

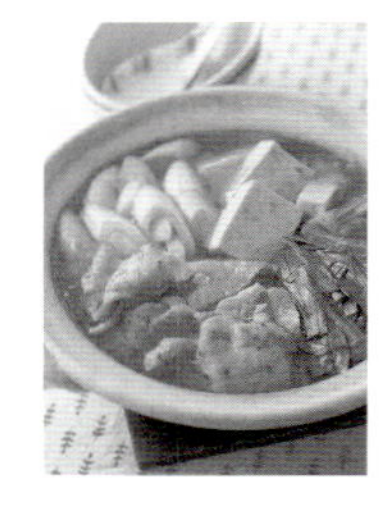

キムチとみそでうまさ倍増。
市販のキムチは甘さの
少ないものを選んで

キムチ鍋

［ 材料・2人分 ］

豚バラ薄切り肉……200g
白菜キムチ……150g
長ねぎ……１本
にら……１束
もめんどうふ……１丁
A
鶏ガラスープの素（顆粒）
……小さじ1
ごま油……小さじ1
みそ……大さじ1½
しょうゆ……小さじ2

［ 作り方 ］

1 キムチは汁けをきって３cm長さに切り、汁はスープ用にとっておく。

2 豚肉は５cm長さに切り、ねぎは１～1.5cm幅の斜め切りにする。にらは４cm長さに切り、とうふは食べやすい大きさに切る。

3 鍋にＡを入れて水２カップでときのばし、１の汁を加えてまぜ合わせる。キムチと２を入れて火にかけ、アクをとりながら煮る。（瀬尾）

＊市販のキムチはものによって砂糖などの甘味料が多く使われているものがあります。購入するときは、パッケージの成分表で確認を。

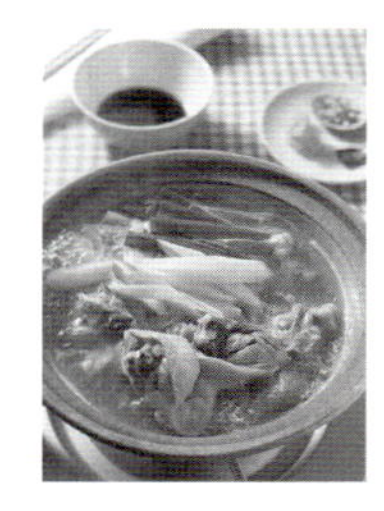

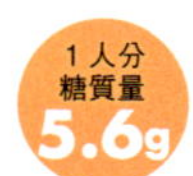

骨つき肉の濃厚なスープと、
シンプルな肉のおいしさを味わう

水炊き

［ 材料・２人分 ］

鶏骨つき肉（ぶつ切り）……約400g
長ねぎ……１本
わけぎ……½束
こんぶ……5cm角１枚
酒……25mℓ
ポン酢しょうゆ……好みの量
薬味（あらびき黒こしょう、もみじおろし、万能ねぎの小口切り）
……好みの量

［ 作り方 ］

1 土鍋にこんぶと酒を入れ、水を七分目まで注いで20分ほどそのままおく。

2 長ねぎは斜め切りにし、わけぎは5cm長さに切る。

3 1の鍋を中火にかけ、煮立ったら鶏肉を入れ、再び煮立ったらアクをとりながら20分ほど煮る。鶏肉に火が通ったら２を加える。煮えたものから、ポン酢しょうゆや好みの薬味を加えたたれで食べる。（検見﨑）

1人分
糖質量
2.8g

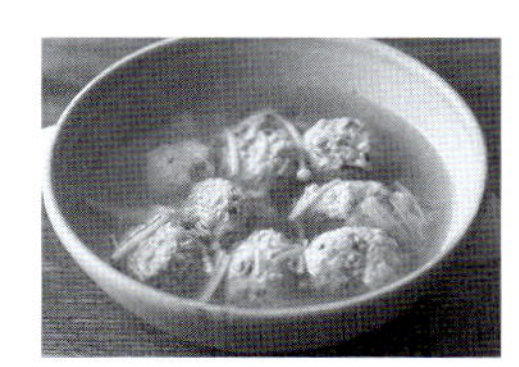

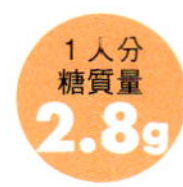

豚ひき肉のかわりに
鶏ひき肉でも。子どもや
高齢者も食べやすい

肉だんごスープ

［ 材料・２人分 ］

豚ひき肉……200g
長ねぎ（みじん切り）……大さじ１
えのきだけ……½ 束

A
- しょうが（すりおろし）……小さじ⅓
- とき卵……大さじ２

鶏ガラスープの素（顆粒）……小さじ１
塩……小さじ⅔
こしょう……少々

［ 作り方 ］

1 ボウルにひき肉、ねぎ、Ａを入れてよくまぜる。

2 えのきだけは根元を切り落とし、3㎝長さに切ってほぐす。

3 鍋に水 500㎖を入れて中火にかけ、煮立ったら鶏ガラスープの素を入れ、１をスプーンで丸めるようにしながら鍋に落とす。えのきだけを加えて３分ほど煮て塩、こしょうをする。器に盛り、好みでごま油をたらす。（新井）

1人分
糖質量
3.9g

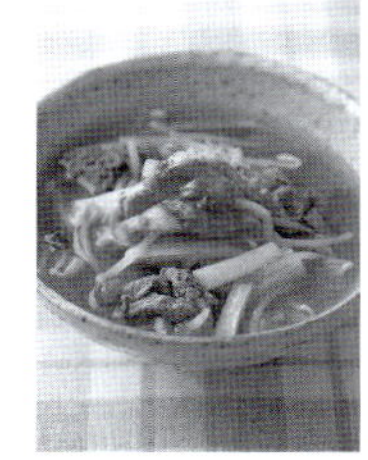

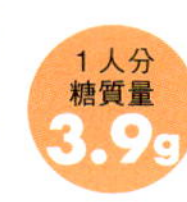

肉をお好みで増やすと、
さらに食べごたえが増します

韓国風牛肉のスープ

［ 材料・２人分 ］

牛もも肉（しゃぶしゃぶ用）……60g
たけのこ（水煮）……50g
大豆もやし……100g
わけぎ……２本
白菜キムチ……40g

A
- 水……２カップ
- 鶏ガラスープの素（顆粒）……小さじ½
- 酒……大さじ１

みそ……大さじ½
しょうゆ……小さじ１
油（おすすめはラードかバター）……大さじ½

［ 作り方 ］

1 牛肉は一口大に切る。わけぎは3㎝長さに切る。たけのこは薄切りにし、水からゆでてざるに上げ、湯をきる。

2 鍋に油を熱し、たけのこを炒め、牛肉を加えて炒める。Ａを加え、煮立ったらアクをとり、もやしを加えて２分ほど煮る。わけぎの白い部分、青い部分の順に加え、さっと煮てみそとしょうゆで調味する。

3 器に盛り、刻んだキムチをのせる。（今泉）

1人分
糖質量
7.5g

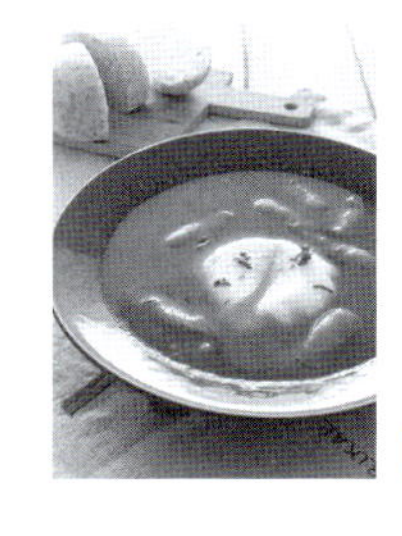

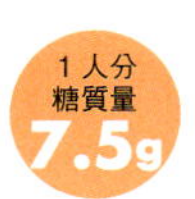

卵１個を加えるだけで、見た目も
味もボリュームもアップします

ポーチドエッグ
トマトスープ

［ 材料・２人分 ］

卵……２個
ウインナーソーセージ……２本
玉ねぎ……¼個

A
- トマトソース（缶詰）……½缶分
- 水……１½カップ
- 固形スープの素（チキン）……１個

塩、こしょう……各適量
バター……５g
パセリ（みじん切り）……少々

［ 作り方 ］

1 ポーチドエッグを作る。鍋に湯1.2ℓを沸かし、酢大さじ１、塩小さじ½（ともに分量外）を加える。器に卵を割り入れ、湯の中にそっと入れる。卵白を菜箸で寄せながら、弱火で３分ゆで、網じゃくしですくう。

2 玉ねぎは薄切りにする。ソーセージは斜め切りにする。

3 別鍋を弱火にかけてバターをとかし、２を炒める。玉ねぎが透き通ったらＡを加え、５分ほど煮て、塩、こしょうで味をととのえる。

4 器に３を注ぎ、１のポーチドエッグを入れ、パセリを散らす。（相田）

Meat Egg Cheese

肉食やせ！

渡辺先生教えて!! Q&A

MECについて
質問やお悩みに
お答えします！

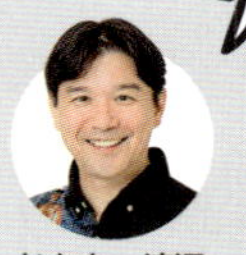

ドクター渡辺

Q 糖質制限食とMEC食はどう違うの？

A 2つともにルーツは同じで、LCTP（＝低炭水化物・高たんぱく質）の食事です。しかし糖質制限が低糖質優先に対して、**MECは高たんぱく高脂肪優先**です。糖質制限という言葉だけをとらえると、日本人の場合、今までの穀物・野菜を中心にした食事から、ただ単純に穀物を抜く人が多く、その結果、栄養不足に陥りがちです。しかしMECは肉・卵・チーズを優先して食べるので、必要な栄養はしっかりとれ、**健康的にやせられます**。

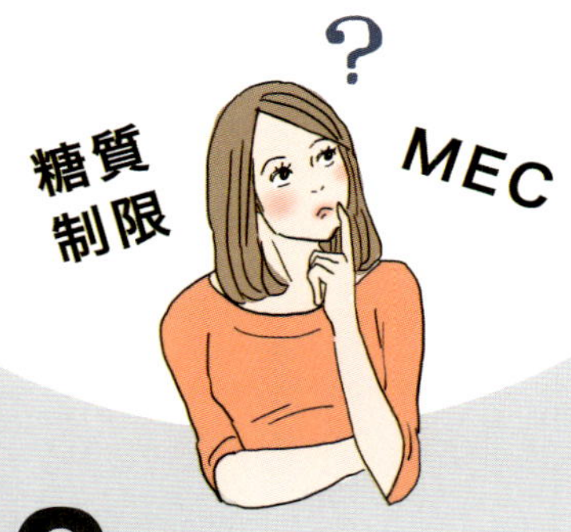

Q 肉をたくさん食べると、胃もたれをしないか心配です

A **肉・卵・チーズは胃の消化液によって消化されるので胃もたれはしません**。**胃もたれの原因は、糖質と食物繊維**で、きのこ、海草、根菜、こんにゃく、米、めん類、生野菜などです。**食物繊維の消化液を人は持っていません**。また、胃には糖質の消化液は含まれていないので、ごはんをよくかまないで食べると胃もたれします。MEC式で**肉を一口30回よくかんで食べれば胃もたれしない**ので、安心して食べてください。

Q 卵アレルギー、乳製品アレルギーという場合は？

A 残念ながら「肉・卵・チーズ」はできませんので、卵アレルギーの人は「肉と乳製品」というように、**アレルギーでないものを食べてください**。肉のアレルギーという人はほとんどいません。また、肉や乳製品に関してもアレルギー体質かどうか、病院での採血検査で調べてみることをおすすめします。

Q 肉や卵をたくさん食べて、コレステロールは大丈夫？

A 厚生労働省の2015年日本人の食事摂取基準では、**コレステロールの基準が撤廃**されました。また、**動脈硬化学会も「食事で体内のコレステロール値は変わらない」と声明を発表**。安心して肉や卵をたっぷり食べてください。みなさんコレステロールを悪者だと決めつけている人が多いですが、**コレステロールは体内の細胞の修復に欠かせないない存在**で、日々新鮮なものを供給する必要があり、コレステロール値が低すぎるほうがむしろ問題です。

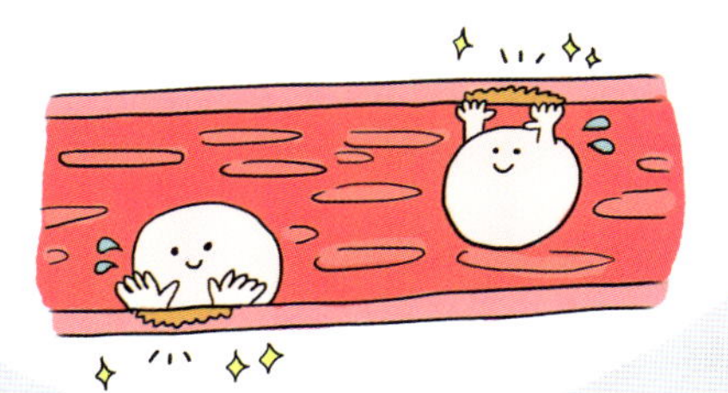

Q MEC食を始めました。体重が落ちないのですが…

A 太りぎみの人は炭水化物中心の食生活の場合がほとんどで、体に必要な栄養素が足りていない場合が多いです。そんな人が高たんぱくの食事を始めると、**まず筋肉や骨量が増えて体重が増える場合があります。しかしそれをすぎると減量に向かいます**。また、やせ型の人は、体脂肪が落ちて筋肉がつき、やせるというより引き締まります。

Q 30回かむのがなかなか実践できません。いい方法はありませんか？

A 早食いは肥満のもとになるので、よくかむ習慣を身につけましょう。MEC実践者の人はみなさんそれぞれに工夫しているようです。たとえば、壁にかけた**カレンダーを1日から30日まで数えながら食べる**という人もいます。また、一口が大きいとかみにくく、早く飲み込んでしまいがちです。**一口を小さく切って食べる**ようにすると、いいでしょう。

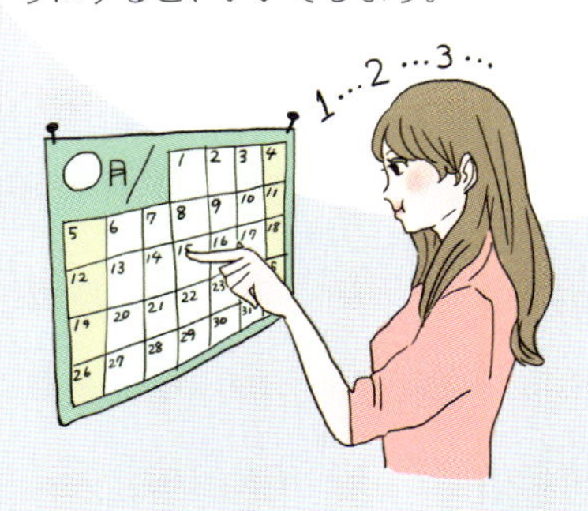

Q ごはん大好き、スナック菓子大好きどうしたらいいですか？？

A 無理に制限したりすると、ストレスがたまり長続きしません。**肉・卵・チーズを一口30回よくかんで食べて、最後にごはんという順番にすれば、自然と徐々に、ごはんの量が減っていきます**。

スナック菓子がやめられないという人には、沖縄で昔から食べられているおやつ「アンダカシー」がおすすめです。豚皮をラードで揚げたものなので、糖質ゼロ。さくさくした食感でおいしく、おつまみにも最適。通販で手に入ります。

アンダカシー／龍華 http://anndakashi.ne555.pw/index.php

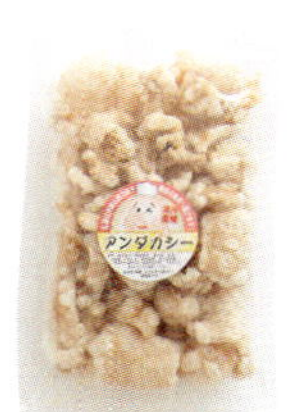

アンダカシー 300円＋税／龍華

Q 肉のかわりに魚でもいいでしょうか？チーズのかわりにヨーグルトや牛乳でもいいでしょうか？

A 肉のかわりに魚でもたんぱく質をとることはできますが、**肉は鉄分や脂肪など、ほかの栄養も一緒にとれるうえ、必要なたんぱく質を効率的に体内に摂取できます。**魚料理はもちろんOKですが、肉も一緒にとるようにしましょう。ヨーグルトや牛乳には糖質（乳糖）が多く、両者ともに100ｇあたり約4.8ｇです。**チーズの栄養をヨーグルトや牛乳に置きかえると糖質過多**になります。量に気をつけて、チーズと組み合わせてとりましょう。

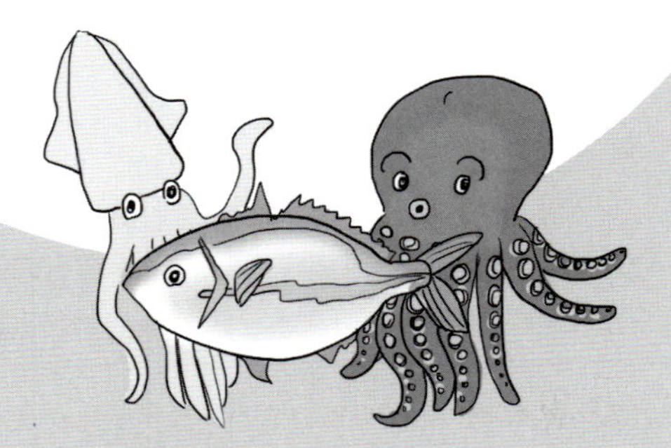

Q 肉ばかり食べて、便秘になりませんか？

A 肉・卵・チーズは、そのほとんどがたんぱく質と脂肪であるため、**胃や腸などの消化液によってすべてきれいに消化され、吸収されます。**つまり、ほとんどかすが出ないといえます。それに対して穀物・野菜中心の食事には食物繊維が多く、人の体では消化できないため、かすは便として排出されます。おなかが張り、便はかたいです。**MEC食に切り替えると、繊維がない分、便の回数が減り2～3日に1度に。便も軟便です。**

Q MEC食での野菜の量がよくわかりません。たくさん食べたほうがいいですか？

A MEC食での野菜は、ビタミンCの補給が主な目的です。ちなみに2015年日本人の食事摂取基準での**ビタミンC推奨量は100㎎。ゴーヤ（油炒め）なら½本程度で達成**できます。野菜の量は各自好みでいいですが、**食べすぎは腸を詰まらせる**と考えています。理由は、**野菜の食物繊維は人の体内では消化できない**から。たとえれば水道管に野菜くずを流すと詰まるのと同じで、毎食山のように野菜を食べるのは便秘のリスクにつながります。

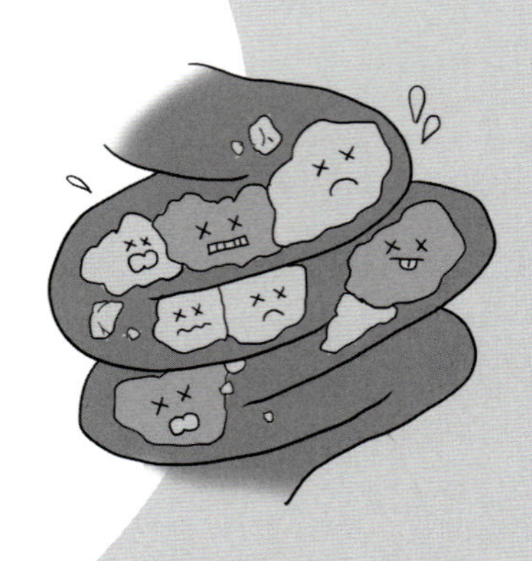

Q 夫はやせたい、妻と子どもは特にやせる必要はないという場合などでも、家族みんなでMEC食にしていいですか？

A MEC食は子どもから高齢者の方まで実践できる食事法です。**家族みんなで取り組んでください。**家族の中のだれか一人がMEC食というより、夫婦で、家族みんなで取り組んだほうが続けやすく、**減量効果や健康効果も上がります。**特に高齢者の方は加齢とともに筋肉量が落ちやすいです。年をとったら粗食は禁物。転倒や寝たきり、認知症予防のためにもMEC食をおすすめします。

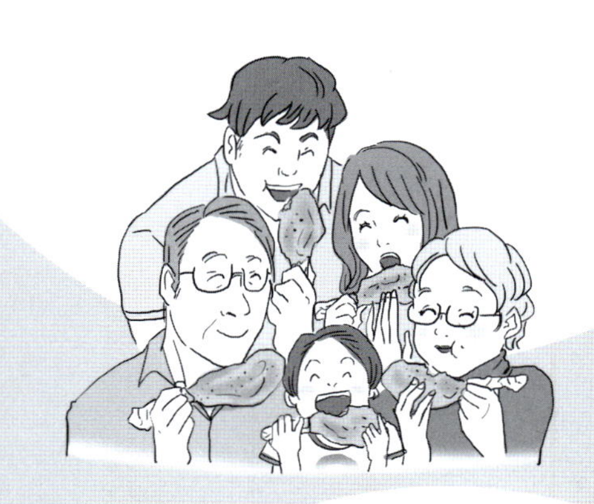

Q お肉を食べすぎると大腸がんになると聞きました。大丈夫ですか？

A 大腸がんは、肥満や糖尿病がそのリスクを高めることが認められています。**糖質の過剰摂取が原因であり、肉と大腸がんの発症の関係性は認められていません。**また、アメリカでは大腸がんの術後には、再発予防に糖質制限が推奨されていて、肉食中心の食事をとるように指導されます。安心して肉を食べてください。

Q MECは何才からやっても大丈夫ですか？また子どもがやる場合、肉・卵・チーズのそれぞれの量はどのくらいにすればいいですか？

A お子さんは離乳食からおすすめします。しかし離乳食と呼ぶのではなくて、**まず母乳を飲ませ、足りない栄養を補う、あくまでも「補完食」**と考えてください。量ですが、子どもが食べたいだけあげてください。**離乳はゆっくりでいいですよ。**離乳が早すぎて、お粥、かぼちゃ、市販の離乳食などを食べさせると、風邪、ぜんそく、アトピーに悩むケースがみられます。

Q 妊婦や授乳中でもMECはできますか？肉・卵・チーズが多くて乳がつまりませんか？

A まったく問題ありません。**妊婦さんは妊娠糖尿病のリスクが減ります。**お母さんも太りすぎず、赤ちゃんも大きくなりすぎないので、お産も産後も楽になるようです。授乳中に関してですが、**乳がつまるのは脂質ではなく、糖質が原因です。**母乳は血液を原料につくられ、その成分のほとんどはたんぱく質と脂質です。お乳をよく出すためには、ごはん＆みそ汁の低たんぱく・高糖質の食事より、肉・卵・チーズの高たんぱく・高脂質な食事が理にかなっています。実際、多くのMEC実践者の方は、乳腺炎が改善しています。

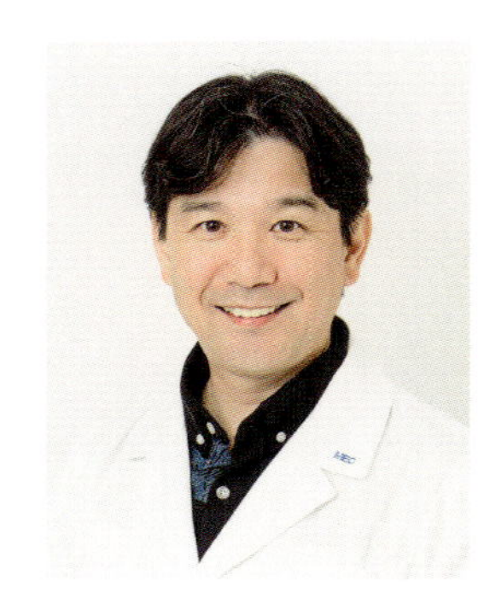

渡辺信幸

沖縄県那覇市・こくらクリニック院長

1963年愛知県生まれ。名古屋大学医学部卒業後、沖縄県の総合病院に入職。4年間の研修を経たのち、伊良部島や宮古島などの離島医療に従事する。離島では、脳卒中や心筋梗塞など重篤な患者を救えないケースも少なくないため、予防医療に注目。以来、生活習慣病外来を運営して4000人以上の患者のダイエットを成功させた。現在では市民への啓蒙のため、地元コミュニティーFM局でラジオパーソナリティーも務めている。著書に『一生太らない体をつくる「噛むだけ」ダイエット』『日本人だからこそ「ご飯」を食べるな』『「野菜中心」をやめなさい』など。「主治医が見つかる診療所」「林修の今でしょ！講座」などテレビ出演も多数。

この本の使い方

●小さじ１は５mℓ、大さじ１は15mℓ、１カップは200mℓ。材料表は正味の重さを表示しています。

●野菜類は特に表記のない場合は、皮をむく、洗うなどの作業をすませてからの手順を説明しています。

●算出した糖質量は、おおよその数値です。

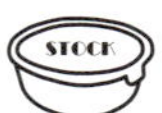

●STOCK印がついているものは、作りおき可能です。特に記載のないものは冷蔵庫で4～5日保存できます。ただし、保存状態は、気温、冷蔵庫の種類や開け閉めの回数など、諸条件で変わります。使う前に目と鼻で確認してください。

STAFF

●表紙及び新規撮影分
撮影　大井一範、土屋哲朗（帯・主婦の友社写真課）
調理・スタイリング　新井美代子
●中ページ（50音順）
[調理]相田幸二、井澤由美子、石澤清美、今泉久美、岩﨑啓子、牛尾理恵、栗山真由美、検見﨑聡美、重信初江、瀬尾幸子、高城順子、田口成子、ダンノマリコ、堤人美、中田紀子、夏梅美智子、平野由希子、フード・アイ、みなくちなほこ、武蔵裕子、森洋子、吉田瑞子、脇雅世
[撮影]梅沢仁、榎本修、岡本真直、武井メグミ、南雲保夫、広瀬貴子、三村健二、山田洋二、主婦の友社写真課
[装丁・デザイン]三谷日登美
[編集・文・栄養計算]杉岾伸香（管理栄養士）
[レシピ編集]水野恵美子
[イラスト]大坪ゆり
[編集担当]宮川知子（主婦の友社）

※本書は新しい内容に、小社刊行物からの再使用分を加えて再編集したものです。

協力

〈表紙チーズ〉チェスコ株式会社　お客様相談室　0120-014-472
雪印メグミルクお客様センター　0120-301-369
医療法人沖縄徳洲会 こくらクリニック　098-855-1020
UTUWA　03-6447-0070

にくしょく
肉食やせ！

編者／主婦の友社
発行者／荻野善之
発行所／株式会社主婦の友社
〒101-8911 東京都千代田区神田駿河台2-9
☎03-5280-7537（編集）
☎03-5280-7551（販売）
印刷所／大日本印刷株式会社

■乱丁本、落丁本はおとりかえします。お買い求めの書店か、主婦の友社資材刊行課（電話03-5280-7590）にご連絡ください。
■内容に関するお問い合わせは、主婦の友社（電話03-5280-7537）まで。
■主婦の友社発行の書籍・ムックのご注文は、お近くの書店か主婦の友社コールセンター（電話0120-916-892）まで。
※お問い合わせ受付時間　月～金（祝日を除く）9:30～17:30

主婦の友社ホームページ　http://www.shufunotomo.co.jp/

た－012001